从心开始爱自己

刘虹　黄利／著

中国纺织出版社

内 容 提 要

本书记录了作者在长期心理咨询实践中，所处理的一些经典案例。案例中的主人公（本书中均为化名）所遭遇的处境各不相同，咨询师以敏锐的洞察、细腻的剖析，抽丝剥茧般引领、陪伴着他们慢慢走出心灵的困境，实现自己的第三度重生。以他们为镜，希望能帮助读者找到疗愈自己的线索，踏上爱自己的美妙之旅。20个一线心理咨询案例，20堂破解各类困惑和情绪的人生课，读别人的故事，解自己的心结，为心灵寻一个温暖的去处。

图书在版编目（CIP）数据

从心开始爱自己／刘虹，黄利著.—北京：中国纺织出版社，2016.1 （2022.6重印）
ISBN 978-7-5180-1992-2

Ⅰ.①从… Ⅱ.①刘… ②黄… Ⅲ.①心理咨询—案例 Ⅳ.①R395.6

中国版本图书馆CIP数据核字（2015）第221318号

策划编辑：郝珊珊　　　　　　　责任印制：储志伟

中国纺织出版社出版发行
地址：北京市朝阳区百子湾东里A407号楼　邮政编码：100124
销售电话：010—67004422　传真：010—87155801
http：//www.c-textilep.com
E-mail：faxing@c-textilep.com
中国纺织出版社天猫旗舰店
官方微博http://weibo.com/2119887771
三河市延风印装有限公司印刷　各地新华书店经销
2016年1月第1版　2022年6月第2次印刷
开本：710×1000　1/16　印张：13
字数：97千字　定价：35.00元

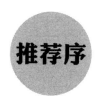

推荐序

　　这不是一本记录咨询师画出句号后的完美演出，而是一个不断在心理工作的道路上努力成为如其所是的咨询师的心路历程。

　　在刘虹老师的笔下，人们的心理健康分为安全感、爱、尊重、自由、认同5条轴线。这5条轴线看似分道扬镳，实际却交叠融合，不分彼此。

　　在多年的咨询经历中，刘虹老师整合了众多心理治疗流派。无论是表面的理论描述，还是深入内在的精髓提炼，各有其精妙独到之处，虽其表象与底蕴迥然殊异，各学派都指向一个难以轻视的问题：我们如何让自己的心理更健康？那就是补足自我的心理营养。

　　在为数众多的研究所精炼出来的共同因素中，其中一个最有力的因素，就是咨询关系，而在咨询关系中最关键的因子，就是咨询师本身的特质。特质是静态的，也就是素养。刘虹老师独特的素养成就了她在咨询中能够起关键疗效的核心因子，可从两个层面观察：一个专业素养，另一个是人格素养。专业素养在知识探究中汲取淬炼，人格素养则在人情世故中酝酿发酵。

　　透过这本书中我们清楚地看到，她把累积的案例落实于文字，一点一滴鲜活了每一位人物，并透过人物的特性传达了她希望给予的思想、信念与方向。

　　每一次阅读都能带给我不一样的感触，也有更深入的体悟。读了这本书，你们当会了解，一位温和、有爱又坚毅的咨询师如何在人心的门墙入乎其内，出乎其外，而又能乘风破浪，扬帆而去。有为者，亦若是乎。

世界自然医学大学心理学院院长

中华国际催眠协会副秘书长　蔡仲淮博士

在作者笔下，生命中的五朵金花——爱、安全感、尊重、认同、自由，在一个个生动鲜活的故事背后，在婉转曲折的爱恨情仇之下，一点点地抽丝剥茧，一朵朵地静静绽放，慢慢地彰显出生命本来的力量。

本书也让我们看到心理咨询师的真实工作历程，他们在沉默中等待，在谩骂中镇定，在困难中坚挺。每个治疗过程，犹如海纳百川，咨询师抱持着案主的怨恨、忧伤、愤怒甚至绝望的情绪，用倾听、宽容、理解和共情的能力，陪伴和引导着心灵受伤者走出低谷，学习滋养自己，学会对自己的生命负责。

国家心理咨询师资格认证培训专家组成员

萨提亚模式家庭治疗师　赵明

心理学的很多知识和智慧总是让人难懂，有种神秘感。这种障碍就产生了一些误解，比如生活里心理咨询师最会被问到一些问题像"你一定知道我心里怎么想的?""你看我有没有心理问题?""和你一说话我的秘密你是不是就全知道了?"等，闹出不少笑话。每每此时就会让我感悟到，传播心理学知识不能总是坐而论道。

在阅读这本书的时候我更是感觉到，想要读者更生动地体验心理学的奥秘，没有比实际案例和真实故事更好更明确的了。假如你想真正读懂心理学，揭开心理咨询神秘的面纱，这本书无疑是适合你的。

家排治疗导师　催眠师　李俊

初见刘虹老师就能感觉到她开朗、热情，有股正能量。她身上的这种能量，可以唤醒你内心的喜悦和力量。就像这本书，在一个个案例中，咨询师看似信手拈来，问题解决了，人们开朗、顿悟了。这是一种魔力吗? 不是，是咨询师的修行在起作用。用心爱自己的人，才会唤起对方珍爱自己的力量。本书篇篇精彩，让人欲罢不能，总让我感觉突然结束，好想继续倾听作者进一步描述结果。究竟后来如何？这个咨询者现在怎么样了……我陶醉在篇篇案例故事中。

当然，除了精彩的故事，还有后面教科书一般受用的"名词解释"以及抽离出的概念和心理学理论。这种编排实在太好了，在一个个令人陶醉的案例故事后，立刻来点提高，这些心理学知识就在不经意间被读者轻松地吸收了。绝对是寓教于乐的好书。

从神经症到一般心理问题，从谈话到催眠，我们看到的不仅是跃然纸上的具体案例，更是炉火纯青的咨询技术。无论你有什么困惑，她都有办法，还不忘在字里行间给读者启蒙什么叫催眠，什么叫心理流派。世上疗法很多，流派也不少，一个能根据咨询者选择疗法，根据不同情景决定疗法如何使用的才是高手！

或许你正在徘徊，感觉自己的人生路不知道该如何行进；或许你是个心理咨询界的同行者，本书都将让你找到自己想要的部分，或是启发或是共鸣或是感慨，或是一起体会其中那丝丝对人性到位的解读分享。

你一定会不虚此行，来吧，看了你就懂得什么是爱和尊重，找到通往爱自己从而也学会爱他人的路。

资深心理咨询师 咨询师督导 白京翔

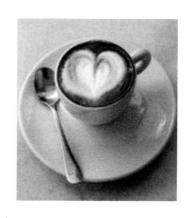

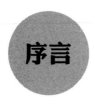

序言

每颗心都会生病

　　心病的根源是"心理营养缺失或者失衡"，诱发心病的根源是"思想（认知）"。

　　心理疾病不像躯体疾病那样触摸可见，但它的痛苦程度却不低于躯体疾病，甚至还远超于躯体疾病，这正是心理疾病的复杂性原因。处在矛盾、焦虑或者抑郁等症状中的心智患者承受着巨大的痛苦，这种痛苦是常人无法理解和想象的，因为他们内心的焦灼感是那么真实。虽然他们在理性层面上，也认为自己的焦虑、担忧或是恐惧是多余的、不合理的，但就是挥之不去，就是自动化地强迫性重复。好比我们知道发脾气不好，但就是无法控制自己的这种情绪。道理明白，可就是做不到。也就是说：在意识（理性）层面上，心智患者的认知是非常清晰的，但是在潜意识里，总是会有各种各样消极对抗的想法让其无法摆脱。因此问题就来了——

　　潜意识里的这些怪念头是如何而来的呢？

人们赖以生存的最重要的基础就是"生理营养和心理营养"。可以大胆地说：过去20年前，我们更多的还是在解决温饱问题，大家更加注重物质需求，也就是生理营养：蛋白质、矿物质、维生素、纤维素等物质层面。但是今天，随着社会大踏步的创新与发展，节奏的加快，资源的抢占，压力的增大，人们更关注自我的精神需求，即"心理营养"。所谓的"心理营养"，即安全感、爱、认同、接纳、尊重、自由、价值感等。

事实证明，在温饱满足的前提下，"心理营养"的重要性要远超于"生理营养"。人之初，性本善，人性生命的原动力是"爱"，正因为人性本能对"爱"的渴望，当相爱中的男女的精子与卵子结合，就诞生了一个生命，这称之为人的"第一度重生"，也就是"爱"的结晶。当一个人真实地从母亲的"宫殿"里走出来，在哇哇的啼哭声中，逐渐形成看得见、摸得着的"独立人格"，这称之为人类的"第二度重生"。

当一个人活生生地来到人世间，具有本能的对"爱""安全"的渴望、需求，孩子需要妈妈爸爸的爱、需要安全、需要认同、需要被尊重。可是，多数婴幼儿的成长环境，常常是不完美的，会发现父亲是严厉的，母亲是抱怨的，父母经常吵架或者父亲常年不在家等无法控制的"非爱"现象，让孩子感到恐惧、不安全，这份"恐惧"源于"爱"的丧失。当孩子在痛苦中感到妈妈爸爸不够爱我——他们对我的要求太多，他们是不喜欢我的，他们不需要我时，孩子逐渐就会形成自己的思想（认知）："我是不行的，我是不够好的，我做什么都赶不上别人，我必须要……"这些非理性的念头和认知，在很早的童年时期埋下了诱发成年各种心病的芽种。

还有一部分孩子，由于妈妈过分地控制或者不放手，不能很好地和孩子"分离"，使得孩子被爱得喘不过气，也势必会造成错误的认知。这些都是目前社会许多"心病"问题的根源——"心理营养的缺失或者失衡"，造成心理年龄不成熟。这些缺失爱、缺失安全感、缺失认同等心理营养失衡的孩子们，带着错误的念头、非理性的认知，压抑着内在不满的情绪、戴着假面具开始了他们强迫性重复的人生。一方面，他们死死地包裹着自己，不断地重复印证着自己"不够好"，对自我不接纳、不认同；另一方面，他们又睁大了眼睛、张开双手向外不断"索要"：给我爱吧，给我安全感吧，给我认同和尊重吧，给我自由吧！

本书的五个章节目录，也是因此而来。我们希望通过这些真实的案例咨询，呈现每一个鲜活生命行为背后"真正的心理动力"，让读者看到来访者内心痛苦的源头——我是一切的根源。大道至简，却不易存于心，也许故事的传递，更容易产生感触。透过别人的镜子，让我们尝试着给自己当一回医生，看看自己缺失最严重的到底是哪一种心理营养，要如何去弥补？

每颗心都会生病，从心开始爱自己，开始我们的"第三度重生"吧！

作者
2015年10月

目录

Chapter 1

**寻求安全感：我绝不会放手，
否则我就会焦虑、恐慌**

离婚和再婚，我该如何面对 / 002

害怕坐飞机 / 012

我要紧紧抓住你 / 021

为什么我总做噩梦 / 030

Chapter 2

**寻求爱：抱怨的背后，无一例
外是爱的匮乏**

复婚的烦恼 / 040

被压抑的"彬彬有礼" / 049

微笑是掩饰 / 057

复仇的第三者 / 067

Chapter 3

**寻求尊重：一句话就能让你跳
起来？戳到你自尊的死穴了吧**

她为什么不尊重我 / 078

可以不爱，但请尊重 / 087

不放手的妈妈 / 097

愤怒的小孩 / 106

Chapter 4

寻求自由：我真的需要一点点空间，否则我会用你意想不到的方式反击

离家出走的背后 / 116

选择困难症 / 127

花心大萝卜 / 135

孤独的北漂 / 145

Chapter 5

寻求认同：我就在乎他的评价，再不肯定，我会崩溃

婆媳大战 / 156

愧疚的性混乱 / 165

当"爱较劲"遇到"死抬杠" / 172

我要比你更优秀 / 182

结语
爱自己是一段翻山越岭的旅途
为心灵寻一个温暖的去处

Chapter **1**

寻求安全感：我绝不会放手，否则
我就会焦虑、恐慌

离婚和再婚，我该如何面对

"离婚和再婚"，大概是一个人这辈子毁三观的修行炼狱、立三观重建涅槃最直接的通道了。彻底地清理和告别你的一段过往，是为了更好地收获下一段春华秋实。

心灵游走

冬季的一天，40岁的秋秋坐在我面前，腼腆地微笑，没有了过往的焦虑，却带着困惑和矜持。秋秋有一个7岁的女儿，3年前离婚，离婚后心理压力很大，一直睡眠不好，情绪不稳定，也因此来静慧听过很多课程。今天预约咨询，希望通过老师帮助她梳理一下和前夫的关系，怎么能放下过去？重新选择另一个男人？

秋秋：3年前我和前夫离婚，这几年自己不想找对象，可是身边的朋友和家人总是为我着急，我自己开公司还带孩子，也是需要有人帮忙，可是，不知道为什么，我不知道怎么面对未来的婚姻？好像我对婚姻有恐惧……

我笑着说：你害怕再次失败。

秋秋：是啊，去年我认识了现在的男朋友，他比我大6岁，条件还算不错，他是单身，从来没结过婚，我们相处了1年，主要是他对我女儿也特别好。开始我是怀疑他没有结过婚会不会很独？后来发现他虽然很有个性，但是对我和孩子都很好，他之所以没有结婚是因为当年一次失恋的打击，他说阴差阳错就再也没有合适的。现在，他提出要和我结婚，可是我很纠结，我不知道该不该和他结婚。

我：你在担心什么呢？

秋秋：我觉得他对我女儿很好，对我也挺好的，条件也还不错，虽然有时候想问题消极了点，有时候一个人喝点小酒，按理说也没什么，可是我还是很担心。唉，是不是我太过于谨慎了？还是我没有放下以前那段阴影……

我：哦，怎么讲以前那段阴影？

秋秋：嗯，当年我和前夫离婚主要还是因为喝酒，后来加上他在外面有女人，我们才离婚的。

说到这里，秋秋脸上呈现出毫不掩饰的怒意：我们离婚3年了，现在想想当年结婚就是个错误，那时候我叔叔带着我和弟弟做家具生意，前夫是我婶婶介绍给我的，当时就是觉得他很能干，那时候我经常跟着叔叔外出跑项目，我们真正在一起的时间并不多，我们相处了2年多，说不上好也说不上不好。结婚前有一段时间我犹豫了，提出分手，结果他就喝闷酒，夜里就跑到我家楼外面蹲着，有时候一蹲就是一夜，我去哪儿他都在后面跟着，搞得我也挺无奈，看他那样怪可怜的，后来就稀里糊涂地结婚了。我们是家族生意，结婚以后叔叔就带着他外出，他很能干，人也聪明，问题就出在他是个很闷的人，遇到事情他只会喝闷酒，而我是个急脾气，结婚以后我们就经常因为这些吵架，我越吵，他就越逃，他越逃，我就越生气。

秋秋再次强调：我最烦喝酒的人，因为我爸爸就经常喝酒。他和我前夫不同的是我爸特能说，脾气特别不好，有时喝完酒还回家打妈妈，我就特别为妈妈感到不公……

说到这里，秋秋对爸爸的不满溢于言表：我妈年轻时很漂亮，但她性格懦弱，没什么文化，经常被爸爸欺负，我小时候是在奶奶家长大的，6岁的时候才回到爸妈身边。我妈说那时候我回家不让我爸抱，嫌我爸身上有酒味，还说我从小就很挑剔，挑食，挑人，很有个性。记得我上中学的时候，有一天放学回家路上，看见我爸又喝多了，一副歪歪咧咧、跟跟跄跄的样子，有个同学还高声冲我喊：秋秋你看！那不是你爸吗？当时我真想找个地缝钻进去，觉得丢死人了，我怎么能有这样的爸爸……从那时候起，我心里就暗暗下决心：我将来结婚一定要找一个和我爸完全不一样的男人！可是结果呢，怎么还是很像我爸呢？其实从表面看他们是不一样的，他们性格不一样，可为什么他们喝酒是一样的呢？我爸喝酒打人，我前夫喝酒不打人，却会找女人……为什么会是这样呢？

秋秋已经陷入到深深的无奈、焦虑、茫然、气愤、愧疚中。

我：当年你之所以嫁给前夫，是看中他的能干、聪明，虽然没那么浪漫，但是你觉得和他在一起是安全的，你可以驾驭这个家，可是结果不是你想的那么简单，你发现他不是你期待的样子，是这样吗？

秋秋：是的，我小的时候不是和我爸妈一起生活，我就很没有安全感，我想简单一点生活，可是没想到，我不知道怎么和他沟通，他总是逃避，我越是指责他越跑，竟然还跑到外面和别的女人上床，我无法接受。

我：是啊，你期待他能按着你的方式来爱你、保护你，你有想过他对你有什么期待吗？

沉默……

秋秋：是啊，他也会有期待，我以前没这样想过……那他可能期待我能理解他吧，期待我不指责他，可是我也不是故意想指责他，我就是希望他在外面有什么难过的事，回来和我说说，别老是喝闷酒，我一看他喝酒我就非常非常生气，我就想起我爸的样子，我就想冲他喊。

我说：是啊，你吼的结果呢？我相信我们每个婚姻家庭的终极目标都是和谐幸福快乐！可是为什么我们的行为总是和我们内心真实的目标背道而驰？我们要做些什么，才能到达共同的目标？

秋秋的脸上掠过一丝愧疚：我想我是不是太强势了，我前夫好像挺怕我，他家是农村的，在原生家庭排老二，有个哥哥特别优秀，考上了名牌大学，是一家人的骄傲，他还有一个妹妹。现在想想他其实挺可怜的，家里挺忽视他的，因为比学习他怎么都比不过他哥，争宠又争不过他妹，他唯一能做的就是压抑自己。

我：秋秋，你闭上眼睛，放松身体，慢慢地感觉一下，仿佛回到几年前和老公吵架的画面，你看着自己向老公吼叫的一刹那，你是真的在吼老公吗？

秋秋似乎瞬间悟到了什么：嗯，好像我对爸爸的愤怒还没有放下，我看见老公喝酒的样子就想起我爸！

我：现在想象爸爸就坐在你的面前，你想对爸爸说点什么呢？

秋秋的眼睛有些湿润：爸，我特别不喜欢你，我小时候你几乎没管过我……我只记得你喝酒，然后打我妈，我特别恨你，特别恨你……

秋秋失控地号啕大哭起来，内心的爱恨情仇在声声控诉中翻滚涌现……

我引导着她：秋秋，深呼吸，慢慢地呼吸，你尝试着对爸爸说：爸，其实我是爱你的。

长久的沉默……

爱在心口难开，每个孩子对自己的父母，都有着最原始、最深沉的爱，哪怕伤害和不满也无法消弭这份本能的爱。对于爸爸的这份爱，因为她长期的观念压抑变得模糊、扭曲了，她已经几乎无法意识到心中对于爸爸，还有这样深的一份在乎，以至于在这么漫长的岁月里，以这样一种方式，影响着她现实的婚姻关系和人生。

秋秋知道自己爱着妈妈，可是她不知道，她也同样爱着爸爸，她多么渴望爸爸在这个家里是有作为、负责任、能担当的，是懂得心疼妈妈的好爸爸。可是现实是无奈的，在这样家庭中长大的秋秋不服输、不甘心，变得坚强而果敢，她强迫自己变成了拯救者，担当起了本应由父母承担的角色，并带着这样的心态步入婚姻。

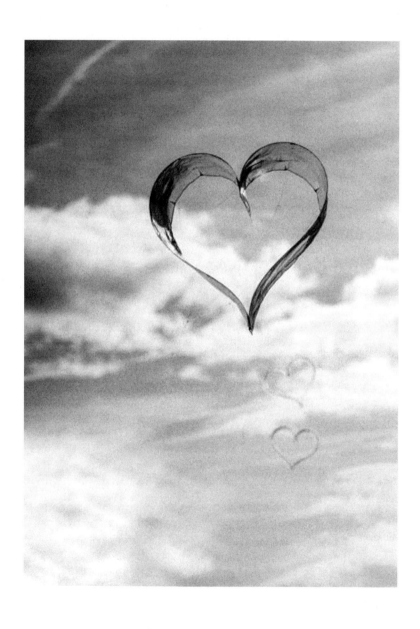

现在要做的是，让秋秋学会回归自己是女儿的角色中，学会尊重爸爸妈妈的生活方式，尊重他们各自的命运，放下对他们的期待和要求，回归身为女儿的爱和尊重。

当秋秋最终能说出"爸爸，其实我是爱你的"这句话时，她哭得惊天动地，那不是哭，那是类似一种呕吐，尽情倾倒心里的委屈、压抑。经历这样痛彻心扉的哭，她发现自己是那样的在乎爸爸、爱爸爸。而当她哭够了，感觉是那样的轻松，仿佛压在心口沉积多年的石头终于放下了。

在我的引导下，秋秋郑重地告诉自己：我尊重你们（父母）的选择，我同意你们按照你们自己的生活方式生活，我永远是你们的女儿，现在我已经长大了，我可以过我自己的生活，我爱你们。

秋秋终于明白，自己为什么总是和男人处理不好关系，因为她从来不接受她的爸爸，一直看不起他，她不满意这样一个爸爸，而妈妈又太怯懦，无法保护和支持自己。缺乏安全感的秋秋，就让自己变得好强和能干。对于爸爸身上最让她反感的嗜酒行为，内心的轻视、反感、怨恨一遍遍发生，形成自动化的反应机制。对前夫和现任男友的喝酒行为，她也带着父母的角色而不是妻子的角色，条件反射、不受控制地排斥、痛恨、指责，逼得他们不是远离她就是讨好她。

因此对于秋秋，离婚的痛苦，再婚的选择，都不是最根本的问题，最主要的是她要弄清楚自己怎么了？自己想要什么？从过去失败的婚姻中收获到什么？怎样带着觉知回归一个妻子的角色，放下期待，勇敢地去接受并尊重爱你的人和你爱的人，这样才能如实地面对人生的分岔路口，作出对的选择。

自动化模式

我们每个人都在强迫性重复自己童年或者从我们父母身上习得的思维模式或行为模式。就是这些固有的模式使得我们自动化、不假思索地行动，这种模式产生于我们对某些环境特征多次一致的心理、情感、动机和行为的反应。一旦经历多次刺激，形成某种固定模式，就像已经输入大脑中的程序，不需要决策和思考，只需要特定的刺激事件轻轻一按开关，就会自动形成反应。有些自动化模式随着时过境迁，成了干扰我们升级换代的累赘，需要重新编程，而我们常常不能意识到这个模式的存在，更无法相信我们在被它们操控。其实，当种种不和谐、不健康的关系反复发生和困扰我们的时候，多半是它们搞的鬼。

情绪点金石

　　和父母的亲密关系影响着我们未来的婚姻关系。带着觉知离婚或者再婚是人的第三度重生，离婚本身是一件中性的事件，没有好与坏，关键是带着怎样的心态和观念离婚，是明明白白"我知道而知道"的离婚，还是糊里糊涂"我不知道而不知道"的离婚，决定了你的离婚是悲剧还是喜剧。再婚要解决的是：你是否梳理好了自己？确定在上一场婚姻关系的对决赛中影响你发挥成绩的自动化模式是否有问题？有哪些问题？然后你是否认真客观地改编和输入完毕？只有弄清并解决了这些问题，才能重新踏上真爱之旅。

害怕坐飞机

1. 社交恐惧症（害怕社交场合和陌生人）

2. 恐高症（进入高空就头晕目眩甚至无法呼吸）

3. 广场恐惧症（到了空旷的空间和公开场合就盗汗想逃）

4. 幽闭恐惧症（多发于电梯、车厢、机舱、拐角、隧道）

5. 黄色恐惧症（一见大片大片的黄色就心悸发抖）

6. 昆虫恐惧症（看到多腿的虫子就起鸡皮疙瘩）

7. 锐声恐惧症（听到玻璃划出尖锐声就受不了）

8. 密集恐惧症（密密麻麻排列的东西叫人头晕恶心）

9. 木偶恐惧症（别人眼中的天使，他的魔鬼）

10. 楼梯恐惧症（一上下楼梯就有种上不完，下不完的感觉）

11. 机械恐惧症（特别怕自己被卷进去）

12. 自身倒影恐惧症（不敢照镜子，尤其是晚上）

13. 深海恐惧症（看到巨大的海洋有窒息的压迫威胁感）

14. 暗处恐惧症（到了黑暗、夜晚就难受）

15. 医院恐惧症（感觉阴森森，尤其是各种叫声）

各种恐惧症，总有一款适合您……什么？选中一款，接下来怎么办？往下看呗！

心灵 游走

飞飞，男，38岁。他笑起来有点害羞，很害怕坐飞机，连听到"飞机"都会心跳加速，胸闷气短，已经很多年没有坐过飞机了。可是由于工作关系，飞飞需要经常外出，不能坐飞机就成了一件麻烦事，遇上任务紧急的时候，就会耽误公务。作为一米八的纯爷们，为这点事有的时候被同事嘲笑还有点难堪、郁闷，所以非常希望能够解除这个积压在心里多年的障碍。飞飞是北京人，家境很好，在家是独子，有稳定的工作。第一次发现不敢坐飞机是在16岁时，他和妈妈出去旅游，当时在飞机里整个过程他都是呼吸急促，竟然还尿了裤子，从那以后再也不敢坐飞机了。

访谈中，飞飞能够清晰地记得16岁坐飞机时难受的感觉，但是之前是否发生过同类事件和有过什么相关的境遇，飞飞已经不记得了。依据我的经验，16岁以前不曾记得的恐惧或者其他重大事件，是导致他恐惧飞机的缘由，于是我决定尝试用催眠技术帮助飞飞解决这个困扰他多年的问题。

催眠技术是心理治疗中常用的一种辅助技术，本身没有什么神奇之处，可以说，催眠在生活中无处不在，我们每个人都是自己的催眠师，也是他人的催眠师。例如广告，就是一种催眠效应。实验表明，当你旅游进入陌生地域的一家超市买水，茫然地面对一排排琳琅满目的陌生品牌的商品，突然发现一个因广告传播得耳熟能详的名字，10个人中几乎9个人都会毫不犹豫地选择它，这也是一种催眠效应。在心理治疗中，通过催眠这样的手段，帮助被催眠者进入潜意识，利于回忆在普通清醒状态下已经遗忘的往事，或长期困扰其内心的创伤及压抑的事件。催眠治疗的前提是：我愿意，我相信。

飞飞是通过朋友介绍主动来找我给他做催眠的，意愿度很高。尽管如此，我还是和飞飞进行了充分的事前沟通，向他做了催眠的介绍，排除普通来访者对催眠产生的理解误区和错误期待，让他填了表格，了解了必要的信息，做了受暗示的小测试，综合评估了他的情况后，双方彼此信任的关系也确认完毕。

轻柔的音乐响起来，我让飞飞闭上眼睛做渐进式放松，深呼吸中，将身体从头到脚逐一放松，看到他呼吸慢慢平缓，身体和表情自然松弛下来，我开始对他进行催眠深化：好……当你的全身放松的同时……我要你回想一下……你曾经看过或是亲身体验过的美丽草原景象……在辽阔的草原里……是一望无际的草地，地平线在远远的那一端，你甚至可以看到山坡柔软起伏……你可能会感到温暖的阳光洒在你身上，暖暖的，很舒服……你还能听到微风在你耳边吹过的声音……现在，让你自己躺在那片草原上……看着天空上的云……呼吸一下草原上的新鲜空气……当你每呼吸一次时……你会感觉你的身体就像天空上的云一样……开始变得越来越轻……对……当我从1数到10……你的身体变得越来越轻，越来越放松……看着天上的云，感觉和那些云融为了一体。

我做着催眠引导的同时关注着飞飞，双目轻闭的他呼吸更加沉静、轻缓，眼皮偶有跳动。

我：好，你的身体越来越轻……10……完全地放松，你的身体完完全全地和云朵融合在一起……现在你眼前有一颗太阳，太阳的亮度会逐渐增加，当你觉得非常刺眼，再也无法直视时，请把脸转到旁边，准备好了吗？三、二、一……好，太阳就在你眼前了，嗯，越来越刺眼，更加刺眼……

他眼皮动着，同时把头自然垂向椅背的一边。

我：现在，太阳变小了，瞧，不断地缩小……已经不刺眼了，又缩小了……变成像弹珠的大小了，请仔细看看，那边墙壁出现一个窥视孔，你从窥视孔看出去，发生了一件非常不可思议的事，墙壁的另一边有一个小孩……

我：你看看这个小孩是几岁，正在做什么？身边还有什么人吗？怎么样？有看到吗？

飞飞的身体向前倾斜着探出。

我：看到什么？可以告诉我，看看那个小孩在哪里？

飞飞的身体开始发抖。

我：这里很安全，有我在你身边，别害怕，你看到了什么？小男孩几岁？

飞飞：4岁，在战斗机上，有爷爷，下面好多烟……

这时候飞飞更加紧张，身体缩成一团。

我的语气更加轻柔坚定：放松，慢慢放松，你很安全，你慢慢地看着这个4岁的宝宝，慢慢地看着他，然后慢慢地过去抱抱他，发挥你的想象力，去抱抱他……

飞飞的身体有些放松了，我递过一个抱枕给他，飞飞接过后用尽全身力气使劲地搂住，仿佛在拥抱着这个4岁的孩子，头深深地扎在抱枕里，好像在和孩子说话。

我：你抱着宝宝，然后对宝宝说，我在你身边，你别怕，这里很安全，我会保护你，宝贝我爱你，谢谢你，我爱你……

飞飞跟随着我的语调和4岁的孩子喃喃地沟通着……许久，飞飞平静了下来，脸颊也放松了。我继续说：你再看看爷爷，看看爷爷的表情，如果可以，再去抱抱爷爷，或者让爷爷也抱抱这个4岁的宝宝。

飞飞：爷爷很爱我，爷爷在微笑着看着我，爷爷也在抱

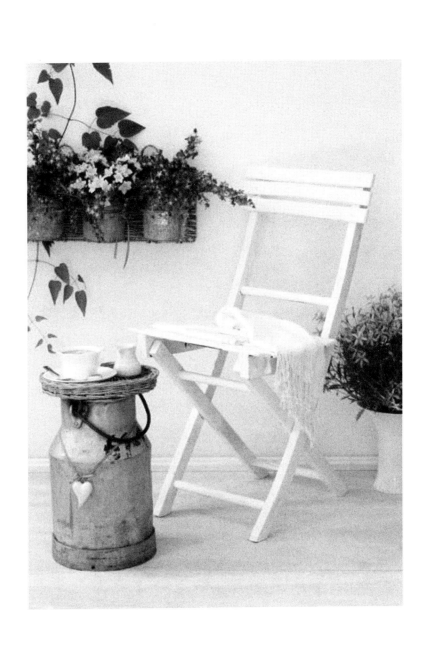

着我……

我：嗯，很好！继续让爷爷抱着宝宝。

飞飞的表情开始微笑了。

我：现在你可以和爷爷说，爷爷我已经长大了，我可以独立生活工作了，也可以保护这个宝宝了，放心吧……你再看看这个4岁的宝宝，看看4岁宝宝的表情，看着宝宝的眼睛……

飞飞的表情和缓许多：嗯，宝宝看着我笑了……

现在，我会从10数到1，当我数到1，你会完完全全地清醒过来，回到当下。

飞飞睁开眼睛后，情绪慢慢地稳定下来：我小时候是在爷爷家长大，爷爷是位老革命，就我这么一个孙子，所以特别溺爱，大概是4岁的时候，爷爷有一次带我参加空中军事演习。本来这件事情几乎没什么印象了，可是刚才催眠中清晰地看到那个4岁的自己，在战斗机里缩成一团，脸色苍白，已经吓蒙了，完全不会哭，就是觉得周围全是黑的……

我：嗯。现在你知道乘飞机恐惧的原因了吗？那以后可以超越这个心理障碍了吧？

飞飞一副不确定的样子：我不知道。

我：好，你再一次慢慢地闭上眼睛，回到那个4岁小孩的画面，看着战斗机里的4岁宝宝，你现在看看他的表情、样子，你看到了什么？

飞飞：他好像不那么害怕了，但还是不知所措的样子！

我：嗯，你再去抱抱这个4岁的宝宝好吗？

飞飞：好！

咨询结束后，我给飞飞留了家庭作业，就是学会拥抱自己内在受过惊吓的小孩，每晚睡觉前都要自我催眠，自我暗示自己，告诉自己：我已经长大了，我有力量可以保护那个害怕的小孩了，活在当下。我们先后做了5次催眠心理治疗，直到飞飞尝试独立乘坐飞机，那天他下飞机后给我打了个电话，兴奋得像个孩子。

催眠

催眠被广泛结合各种心理治疗学派运用在心理分析、治疗及行为矫正中。催眠不是巫术，也不是什么高科技，它只是人体生理运作的一环，通过语言引导，将一个人的脑电波带到半睡眠或者说入睡前的状态。被催眠后到底什么感觉？找找发呆恍惚或者沉迷于肥皂剧、电脑游戏而听不到别人说话的感觉……找到点感觉了吗？简单地说，催眠就是一种深度放松和高度专注，在深层放松的状态下打开潜意识，唤出潜意识中被压抑的记忆。对诊断和心理治疗有极大的帮助，特别是对戒烟、酗酒、减肥、失眠、强迫、头疼、偏食等有意想不到的效果哦。自我催眠还可以放松，对自己进行正向情绪暗示和管理，让自己每天正能量满满。

情绪点金石

别那么害怕和排斥恐惧，最大的恐惧是恐惧本身。"恐惧和爱"是人生存的本能动力。对疼痛、死亡、未知的本能规避是各种恐惧的根源，适度的恐惧让人作为物种趋利避害，得以生存。顽固的恐惧症某种程度就是"潜意识充满斗志地保护自己而已"。

"恐惧症"通常在抓住病源后治疗会非常有效。有的特定的恐惧症往往和压抑的某种不适经历或者刺激有关，比如某次在广场中被精神病发作的人袭击过了，留下深深的恐惧，于是广场就成恐惧了；还有错误的思维方式导致的恐惧，比如正值青春期的少女，对异性伙伴的渴望，对性欲的懵懂，恰好有一天上课，目光无意中碰到了男老师的生殖器处，怦然心跳、紧张、尴尬，于是觉得羞愧，告诫自己"我不能看男人生殖器，那是不道德的"，以这样的自虐者心理封闭自己，导致社交恐惧或者目光恐惧。当然，不管是何种恐惧症，属于"神经症"的范畴，还是依赖专业的心理治疗会比较靠谱。

我要紧紧抓住你

为了你，我起早贪黑

为了你，我放弃了……

为了你，我连觉都睡不好

为了你，我一天都没有休息过

总而言之，为了孩子你，妈妈我操碎了心，我做什么都是为了你，因为你是妈妈生命的全部意义。

多么"感天动地"的母爱！可是，如果一个妈妈的眼里只有孩子没有自己，每时每刻紧紧关注着孩子，把属于自己的生命价值全部仰仗于孩子去实现，会发生什么呢？

心灵游走

45岁的琼女士，有一个14岁正在上初三的儿子，经由朋友介绍来做咨询。

　　琼女士在我面前落座，还带着一路紧赶的起伏喘息，就开始滔滔不绝地痛诉儿子的各种罪行：不好好学习，每天装病不愿意上学校，不理睬我们的苦口婆心、软硬兼施，我和他爸爸都拿他没有办法，刘老师您说该怎么办吧？

　　我：您是想咨询如何与孩子沟通是吗？

　　她：是的，儿子今年上初三了，快中考了，是很重要的一年，可是初中后成绩逐渐下降，还经常谎称自己肚子疼，到医院检查又没什么大病。现在连作业也不写，回家就玩手机、看电影，经常把自己关在房间里，不让我们进去，我想和他沟通沟通，他说和谁都能沟通，就是不能和我沟通……

　　琼女士越说越气。

　　我：能感到您的着急，您是说孩子小学时候学习很好，只是初中后成绩开始下滑？

　　她：是啊，小时候很听话，学习也很好，为了他我从来不出去应酬，每天陪着他写作业，给他端茶倒水、削水果递毛巾，牙膏都是提前挤好了放在水杯上，从不让他干活分心，可是自从到了初中以后成绩就逐渐下降，还经常和我拌嘴，说我什么都不懂。

　　我：付出了这么多，孩子让你很伤心。

　　琼女士忍不住哭了起来。

我：孩子的爸爸和孩子关系怎么样呢？他们可以很好地沟通吗？

她：他爸爸性格很内向，很少管孩子，还经常出差，每次回家还嫌我唠叨，孩子的性格越来越像他爸爸，孩子小时候和我特别好，很活泼，现在长大了，只要一提学习就跟我喊，我也特别希望他爸爸能管管他，为了这个，我们也经常吵架，他爸的观点是随他去，他爸说他小时候也没人管，自己也长大了。老师你说说，现在的时代不同了，家家都是一个孩子，谁家孩子不都是补习这个补习那个的呀，不然将来考不上好大学，能干什么呀？

我：是啊，您很担心，您的担心能为孩子带来什么呢？

她：不担心行吗？不然将来怎么办啊？

我：这份担心是谁的呢？除了孩子，您还有别的事会担心吗？

我在引导琼女士自我探索，让她看到这份担心给孩子带来的后果。

她低下头，没有说话，似乎意识到了什么：

是啊，我好像做什么事情都是经常担心这、担心那，工作上也是这样子，我是做编辑工作的，有一次总编交给我一项独立采编的任务，我特别惊喜，但又特别担心做不好，顾虑特别多，搞得我都失眠了，结果我自己做得不满意，领导也不满意……像这

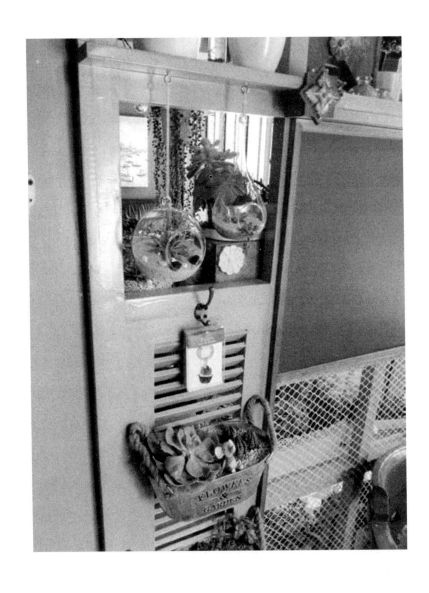

样的事情很多，包括我每次买东西也是这样，总是担心自己买错了，还担心别人骗我。

我能感受到琼女士是一个非常负责任的人，但我好奇的是琼女士担心焦虑背后的心理动力。

我们谈起了琼女士的成长经历：家里有五个姊妹，我排行老三，妈妈不太喜欢我，家里洗碗、扫地这样的活都是我干，两个妹妹比我长得好看，大姐二姐很早就在外面工作了，妈妈最喜欢四妹，我和四妹经常因为干活打架，妈妈总是偏心妹妹。还记得在我5岁那年，妈妈把我送到二姨家一个多月。二姨家有两个弟弟，现在想想，那时候二姨对我也很好，可是我就是很绝望，觉得我妈妈不要我了，从那以后我就特别恨我妈妈，直到现在想起来还是恨我妈妈。

如果没有充分的解释和抚慰，幼儿是无法理解父母将自己暂时寄托他人的行为的，父母的突然消失会让他们认为自己被遗弃了。本来就认为妈妈对自己不够爱，寄居到二姨家后幼小的琼女士内心产生极大的自卑和恐惧，并把自己被遗弃的原因归结为自己不够好，而这种觉得自己不够好、害怕失去和遗弃的恐惧不安，会伴随着她进入婚姻，影响到她对下一代的陪伴教养。她对孩子无法放手和安心，总是焦虑不安地密切关注着孩子的一举一动，这种密不透风的爱，表面看是她担心孩子不够优秀，其实是她内心自我不信任的自我投射。

她：那时候觉得爸爸对我挺好，小时候特别怕爸爸死了，他死了，就没人对我好了。

说到这里，琼女士有些不好意思，觉得自己像是在诅咒爸爸：所以我上学以后就特别努力地学习，我想我一定要考上大学离开家里，后来我就真的考上了大专，离开了家。

我：是啊，这就是你那份倔强不服输的生命力帮助了你，你可以欣赏你自己吗？

她脸色舒缓了许多，却又转瞬即逝：我从来不觉得自己怎么样，我觉得我再怎么做，我妈也没说过我好！

在琼女士的印象中，母亲几乎没有表达过对她的肯定，她长期处在一个不被关注的状态中。

我：你可以相信你自己吗？

她沉默良久：我不相信我自己。

她继续述说：老师您说，我是不是有病啊，我记得我刚生下我儿子的时候，我看着他一点感觉都没有，既不是喜欢也不是不喜欢，我都怀疑我是不是不爱我的孩子啊？

看着琼女士茫然的眼神，我感受到她内心焦虑背后对"爱"的情感隔离，对儿子的高期待背后的一份责任。

琼女士慢慢地又谈起了她的婚姻，她很不喜欢老公抱自己，不喜欢皮肤接触太紧，觉得两个人的关系说不上好也说不上不好。

在琼女士孩童时期，内心缺失认同、鼓励、欣赏、信任，处在一种没有安定、没有归属的状态中，使得她对自己、对他人都不容易建立信任，为了生存，她学会了保护自己，就是不要相信任何人，不要轻易地表达自己，把自己的情感隔离起来，但是本质的内在声音又在呼唤着爱，渴望着支持和鼓励。

所以，咨询中逐渐让琼女士看到：今天对于儿子的"担心"，儿子对自己的不满意，甚至是忘恩负义的不礼貌，以及和老公之间的肢体疏离，都是源于她对自己不满意、对自己不信任的投射。由于担心、焦虑转化成过度的包办代替，让孩子失去了自我成长、自我学习的动力，也会使孩子陷入焦虑、茫然同时又渴望取得好成绩而现实又做不到的自我冲突和纠结中。尤其是初中阶段正是孩子心智发展和生理成长的交互作用期，孩子生理上除了需要成长所需的物质营养外，更重要的是需要"父母及社会关系（老师、同学们）的认同、鼓励、支持和信任"的心理营养。否则，青春期成长的关键期，会产生逆反"我再怎么努力也没用，我是不够好的"扭曲心理。因此关键的核心是：妈妈好了，孩子就好了。

原本抱着解决孩子问题的琼女士开始了自我成长之路，她不再抱怨，开始反观自己内心的恐惧。我给她的家庭作业是：连续3个月每天写出欣赏自己和欣赏儿子、欣赏老公的两个优点。她开始学着尊重儿子的生命特质，给到儿子信任的成长空间，当然前提是要学会"觉察哪些担心是自己的，哪些担心是儿子的真实需要"。先给自己足够的安全，给自己足够的爱。直到咨询末期，琼女士能够在10分钟内顺畅地写出自己和家人的10个以上的优点，她整个人舒展放松了许多，后来儿子也顺利地考上了高中。

很多为孩子盲目地担心焦虑的父母，和琼女士一样，都错把过度的担心和包办当成了爱，在孩子还没有足够的自我发展、自我整合能力的时候，需要的是妈妈、爸爸无条件的信任、支持、鼓励和认同，而不是担心。

投射

"我见青山多妩媚，料青山见我应如是"，人类投射历史可谓久远矣。我们在进行社会认知时，有时会不自觉地把自己身上所具有的一些人格特点投射到其他客体身上，将一些本不属于对方的心理行为特征强加到对方身上，无视和扭曲真实面貌，得出不符合真相的认知图式。通俗地说，如果我今天心情好，就觉得天蓝云白、草嫩花香，同样一句简单的问候、一个微妙的表情，我的认知判断就会趋向于肯定性质，觉得他人对我是善意的，反之亦然。

情绪点金石

投射让我们学会心同此理，但也有消极面，就是会先入为主、一厢情愿。比如由于自己身体虚寒，就会觉得孩子很冷，而不顾温度其实很高，孩子也许很热的事实。于是就会产生有一种冷叫作"妈妈觉得冷"。很多为人父母的成人，幼年时期其实内心伤痕累累，成长过程又没有处理好，就会不自觉地把内心中对自己的不安全、不自信投射到孩子身上，害怕孩子不健康、害怕孩子出差错，害怕孩子不够优秀，当年那个以为自己不够好就会遭到父母遗弃的小我的恐惧就出来了，殊不知父母的恐惧父母的担心就是最可怕的诅咒，越害怕什么就越来什么。

想想你是孩子，本来考试前你并不紧张，可是你的父母表情沉重，一遍遍神经质地替你检查，反复告诉你：不要紧张。你感觉到的是什么？除了紧张、恐惧、不信任和更大的压力，你还能感觉到什么呢？当你对孩子的爱已经变质成不能失去你所看重的、不能给你丢脸的一场以结果为导向的控制时，记住，停止抱怨孩子怎么了，去想想自己怎么了？

为什么我总做噩梦

梦是潜意识给自己写的一封信；噩梦是写给恐惧的一封信；恐惧是写给不安全感的一封信。一起拆开来看看它们想对我们说些什么吧！

心灵游走

来访者思颖，35岁，硕士学历，已婚，有一个6岁的儿子，今天咨询的目标就是希望解决困扰自己多年，经常做噩梦的问题，期待能够提高自己的睡眠质量。

思颖：我经常梦见自己在深不可测的大海里，一点点下沉、坠落，仿佛没有尽头，心里带着巨大的恐惧，不知道沉到底会是什么，觉得等待自己的是死亡。这样的梦经常做、反复做，以至于我开始怀疑这个梦是不是一种暗示，是不是有一天我会这样死去？我越想越害怕，所以今天来是想打开心里面这个恐惧的心结。

我：这种现象从什么时候开始呢？

思颖：以前上学时候就有，但不明显，结婚以后，特别有了孩子以后，这种梦的次数比较频繁。

我：哦，结婚以后特别是有了孩子以后？能具体些吗？

思颖：我也关注一些心理学，有时也分析自己的梦，从梦的内容看，我想可能和我小时候的生长环境有关系。我小的时候在海岛上长大，父亲是军人，母亲是教师，我家就哥哥和我两个孩子，当时岛上只有当地的军队和渔民，每天经过的是大片的甘蔗林、荒凉的海滩，玩耍的地方也多数是人迹罕至的草丛、沙地，耳边灌满海浪和海风的呼啸呜咽，那种景象会让我产生对大自然的敬畏。我是1岁多到的那里，6岁时离开的，期间发生过三四起威胁生命的事儿。第一次是我爬到房顶上摘一旁树上的野果子，从房顶上面摔了下去，当时哥哥在，他吓坏了，一路哭着把我背到医院去检查，好在当时屁股着地，身体没事，只是我受到了惊吓，为此哥哥还觉得对不起我；第二次是我一头栽进了部队营房里的洗衣池，只记得掉下去几秒钟后被人捞起来了；第三次大概在我6岁的时候，我很好奇地走进路边松软的白石灰里面，结果双腿深深陷进去，吓得哇哇大哭……

说到这里，思颖扑哧笑了：我才发现我小时候还挺淘气的呢。

我：是啊，小时候的思颖活泼、简单、快乐！

思颖轻叹了一口气，我觉察到了她情绪的变化：发生了什么？感觉到你的叹气了吗？

思颖停顿了片刻，用手下意识地摸了一下腮帮，接着说：嗨，没什么，只是刚才听到您说我小时候活泼、快乐，突然发现自己好像好久没有那么的快乐了。

思颖的脸上掠过一丝淡淡的惆怅。

停了一会儿她又继续：那时候家里还经常有蛇来，也挺吓人的，再就是经常坐船出海，小小的我直面大片大片的海水，盯久了，感觉那份深不见底的蓝让人很害怕，好像那片巨大幽深的蓝能把我吞进去，然后沉下去、沉下去……

说到这里，思颖的语气有些低沉，欲言又止，似乎明白些了什么。

我：我很好奇，发生了什么？

思颖：我突然想起我梦中的感觉就是这样子，被无边无际的海水吞没，不断下沉，我很害怕……我不知道我会怎么样？

我：你闭上眼睛，深呼吸，放松身体，对，就这样放松……然后想象一下，尝试着把这个梦境画出来好吗？

思颖点头表示同意，安静思索片刻，她用彩色笔很快地画出一幅画：蓝色的大海，波涛起伏处有漩涡，漩涡的深处是黑黑的洞，海面上有一艘船，颜色、线条都很凌乱。

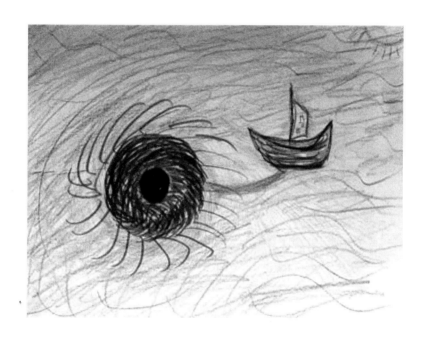

我：看着这幅画让你想到了什么呢？

思颖：这个漩涡就像我现在的家，我好像被困在漩涡里，自从我生完孩子以后，我就再也没有出去工作，其实上学时我也称得上是学霸级的，可是这些年我觉得自己很没有价值，每天就守在家里照顾孩子，老公也不是很支持我出去工作，他就希望我能像他妈妈一样整天待在家里，把家照顾好，他经常对我说，女人不要太要强了。可我也是有知识的女性，就这样整天在家，我觉得我都脱离社会了……明年孩子就要上小学了，我想出来工作，可我发现我已经不知道自己能干什么了。

思颖指着画接着说：这个船好像是我的事业，可是我好像上不去，上面也没有人，他好像也不在这个船里，我特别希望他能拉我一下，可是我看不到他……

思颖有些委屈，泪水在眼角一点点积蓄。

她忍了眼泪接着说：我真的不知道我能干些什么？前段时间我出去应聘做了编辑，可是我只做了3个月就辞了，就因为我老公不支持，我工作一忙，孩子放学没人接，家务也没人管，我也没有办法，我和他无法沟通，我们一说话就是吵架，我现在就是想怎么找一份每天能接送孩子、早下班的工作，可是哪儿有那么恰好的工作？所以我每天心里空落落的，很茫然，很空、很空。

说着说着，思颖的眼光放在了画面中黑色的黑洞上。

我：看着这个黑黑的洞，你感受到了什么？

沉默良久，思颖止不住落泪：我想起和老公吵架的时候，他曾经掐过我的脖子，还举过瓶子要砸我，我觉得自己就像坐在火山口上，随时会被他不能控制的怒火喷发伤害得头破血流……

思颖放声哭了起来，无助得像个孩子。

思颖幼年时期在海岛上特殊的生活环境带来的孤独、茫然、不安全的心理恐惧，一直压抑在潜意识中，这份恐惧的力量，因为在她相对和睦亲密的原生家庭中，得到较多的关注和爱被隐藏和掩盖，并塑造了她的一份努力、积极、开朗、不服输的生命特质，一直伴随她平稳成长。可是结婚以后，她找了一位比她大9岁的丈夫，开始的时候，老公给的关爱足够，她内心小女孩的那份依赖感被召唤出来，期待自己从此安全、不孤独、被照顾的渴望，也不加修饰和束缚地自然呈现出来。可是当她做了妈妈后，夫妻关系、家庭关系发生了变化，曾经拥有过的这份安全和关爱渐渐减弱甚至消逝了，不再属于她了，于是思颖开始茫然、焦虑、困惑，曾经压抑在心底深深的不安全感于是借由一系列恐惧的噩梦困扰而来。

再来看看思颖的丈夫，丈夫比她大9岁，成长在农村，是家里唯一的长子，重男轻女的习俗观念，让这个家族的成员，特别是母亲倍加呵护这个长子，除了学习，家里其他事情不需要他来做，这个家庭中父亲的角色是不作为的，母亲是勤劳但固执的，夫妻关系是冲突的，他的童年是在父母每天激烈的争吵声中度过的，让他同样缺失安全感。于是这个长子，内心深处一方面特别期待得到妈妈般的疼爱和安全任性的撒娇，另一方面由于爸爸的不作为，妈妈给予自己的期待，自己是家中唯一的男儿，社会角色中也要求他必须要坚强、隐忍。于是，必须要承担家庭中男人的责任，是他坚守的信条。婚姻角色和社会角色的双重冲突和压力，使得他拼搏努力的同时渐渐力不从心，开始用隔离、冷漠、指责的态度对待妻子，过往原生家庭也没有教会他如何正确面对和处理这样的矛盾冲突。

于是，穿着大人衣服而心智不成熟的一个男孩和一个女孩相遇了。两个都缺乏安全感、缺乏爱并彼此索取着对方，谁也不想先付出，并且还感到很委屈。这就是当前中国普遍存在的婚姻家庭冲突的关系模式，即夫妻俩的内在都不够成熟，是"小孩对小孩"的沟通交流模式。

安全、爱、认同、尊重、自由是能支撑一个健康独立人格的最基本的心理营养成分，一个安全感不足的人，将会缺失后面所有的心理营养。思颖的内在有个简单的、不太懂事的小女孩，她如此渴望安全、被爱、认同和尊重。思颖丈夫的内在则是一个压抑的小男孩，外表要戴着防御的面具，在社会工作中努力地游走拼杀，他也是那么地渴望被温暖、爱护、理解和认同。

通过绘画的方式，我让思颖自己觉察并发现了噩梦的源头、内心的恐惧和当下的生活事件的联系，从而释怀，重新面对当下自己和丈夫的关系。给思颖的自愈思路就是：重新找回那个努力坚强、乐观积极的自己，活出一个6岁孩子妈妈的成人角色，放下依赖，放下改变丈夫的期待，坦然接纳自己的恐惧，学习拥抱并接受丈夫原本的样子，一致性地与丈夫沟通，积极表达自己的想法，但不期待对方一定满足自己的需求，允许对方拒绝自己；用坚持而温柔的态度做自己，给自己半年到一年的时间，走出去学习各种适合自己的成长课程，同时选择适合自己的工作，独立、坚定地做一个温柔、和谐、成熟的女性。

只有一颗成熟而智慧的内心，才是对自己最好的爱和保护。

绘画治疗

以绘画为中介来进行心理咨询和治疗，重要的心理干预手段之一。人的情感埋藏越深，离意识越远，寻找相应的语言表达出来的可能性就越低。而绘画是人们最适宜的心灵表达方式，它本身是符号化的和价值中立的，人们对绘画的防御心理较低，不知不觉中就会把内心深层次的动机、情绪、冲突、价值观和愿望等投射在绘画作品中，通过绘画和治疗师的引导，可以发泄心中的压抑和焦虑，还可以认识和反思自己的情绪和问题，并能创造性地将它们整合到人格里，直至发生治疗性的变化。鉴于这些特点，绘画治疗非常适合不能说话或不想说话的患者，如孤独症、失聪、大脑损伤；对言语治疗有抵触情绪以及情绪障碍的来访者。

⛵ 情绪点金石

对思颖而言，在现实婚姻中遭遇亲密关系的瓶颈，对亲密关系的失控、迷茫是引发她焦虑、不安全的导火索。经常有来访者问我：什么样的夫妻关系才是最完美的？我的回答是：无所谓完美不完美，因为世上原本就不存在完美。夫妻关系不外乎四种关系模式：一是"小孩对小孩的模式"；二是"父亲对女儿的模式"；三是"母亲对儿子的模式"；四是"两个成人的模式"。无所谓好坏对错，各种模式在不同场景下都有存在的价值。譬如总是两个小孩模式，虽然激情和新奇不断，却难免任性争吵；总是两个成人模式，虽然成熟稳重，却失之刻板无趣。如果说有最好，那就是带着觉知，根据当下情境的需要，灵活转化四种角色，活在当下。优质的、和谐的夫妻关系就是"彼此满足对方的心理需求"。

Chapter **2**

寻求爱：抱怨的背后，无一例外
是爱的匮乏

复婚的烦恼

有人说：不幸的婚姻会遗传；也有人说：不幸的家庭是复制来的。一个人的成长离不开原生家庭的影响，如同一粒种子生长中最直接的影响来自于土壤一样，我们总是选择熟悉的行为模式，这些行为模式很大部分是来自于原生家庭，特别是当我们面临压力时，我们总是重复在原生家庭成长过程中所熟悉的行为或者思维，即使这种模式并不是最适合的。

现在，请你闭上眼睛仔细体会一下：到底是你记得的事情对你的人生影响比较大呢，还是你不记得的事情对你的影响比较大？经研究，其实我们不记得的事情对我们影响会更大。人好比一台运行良好的电脑，平时我们看到的电脑界面是我们容易看到的东西，但真正决定电脑运行质量的，是隐藏在电脑中编好的程序。人也是一样，我们也受一些看不见的程序的驱使，而表现出现在的行为，这些隐形的内在程序，常在我们生命中最重要的人际关系上造成决定性的影响。

寻求爱：抱怨的背后，无一例外是爱的匮乏

心灵 **游走**

　　小雨，女，34岁，高高的个子，大眼睛。第一次坐在我面前，话不多，淡淡的微笑背后有着丝丝的忧伤。

　　她表情淡漠地说：我在其他地方做过咨询，但没什么作用。听朋友说你这里不错，所以才来看看。

　　我微笑着说：谢谢你的信任，你要解决什么问题呢？

　　小雨：两年前和前夫离婚，原因是前夫有外遇，我们有一个6岁的儿子，离婚后双方都未再婚，前夫还经常来家里看儿子，还给我买礼物，却绝口不提复婚，我一方面忘不掉这个男人，另一方面又觉得自己很亏，心里很委屈。我也不知道自己想要什么，很茫然，现在每天工作都恍恍惚惚的，**我到底要不要和他复婚呢？**

　　小雨：在曾经的婚姻中，前夫对我很好，只要我想要的，无论是吃的、用的他都会尽力满足我，唯一的缺点就是只要一喝酒或者心情不好，就会动手打人，打完又后悔，会再来哄我，就这样反反复复地生活了7年多的时间。前夫和我父亲一起合伙做地产生意，父亲很喜欢这个女婿。前夫平时工作能力很强，又是公司的总经理，所以虽然离婚了，但是两家还有很多事务往来，有时候身边的亲人朋友也总是有意无意地撮合我们复婚。

　　小雨说着说着低下了头，茫然、无助、犹豫写在了大大的眼睛里。停顿了很久，她似乎下定决心，低声并哽咽着说道：其实在我18岁那年，我的爸爸妈妈就离婚了……（显然这是她内心积蓄已久的情绪，既不愿触碰，又难以忘怀。当她终于表达出来后放声痛哭，哭得很委屈、很无奈，还有怯怯的羞耻感）。

我静静地陪伴她……允许她将心中所有的无奈、烦恼、压抑发泄出来。她深深地爱着这个家，爱着妈妈，爱着爸爸，可是又恨着、纠结着、矛盾着，这五味杂陈的情绪折磨着她。

等她平静下来，我拿出画纸，让她按照指导画出她的原生家庭图：

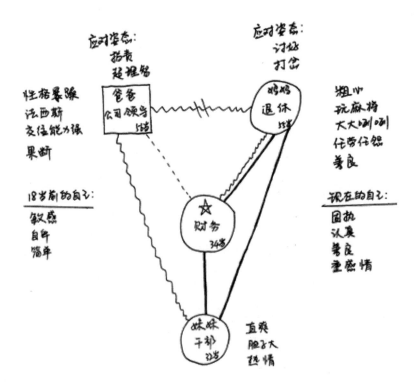

在这个家庭图中充满了纠结和冲突：爸爸：性格暴躁，法西斯特质，交往能力很强，果断；妈妈：现在退休在家，经常玩麻将，妈妈比较粗心，大大咧咧，任劳任怨，不会关心人，但是很善良；比自己小2岁的妹妹：性格直爽，胆子大，敢和爸爸吵架，爸爸最害怕妹妹。自己的性格比较固执、认真、简单、善良、重感情，从21岁大专毕业就在父亲的公司做财务。

小雨继续描述：爸爸在外面一直有另外一个女人，既没有和妈妈复婚，也没有和那个女人结婚，爸爸也会经常回来看这个家，也会给妈妈买礼物，这个家庭所有的花销都是爸爸在支付。

小雨：我爸爸很自私，我恨他。

她低下头轻声哭泣：……我更恨我妈妈，真是不长志气，为什么不离开这个男人开始新的生活呢，为什么呀？

她的声音变得很大也很气愤。

小雨的愤怒与无助，正是她目前最纠结最困惑的问题，她内心的愤怒与无助，更多的是对自己的自责。因为她发现她现在的状态正是和妈妈一样，和前夫离婚了，但是他还是经常回这个家，给自己买礼物，给儿子买礼物，但是就是不提复婚。小雨一方面觉得委屈，另一方面又碍于面子，较着劲儿。包括她的呐喊"为什么呀"，更多的是问自己"为什么呀？为什么呀？"这正是小雨最大的困惑。

我决定运用催眠技术引入情绪四步疗法：让小雨自己顿悟到"为什么呀"。

我：小雨，你闭上眼睛，放松……全然地放松，让你的身体从头到脚全然地放松，进入到更深、更深的内心深处……

小雨看到自己5岁的时候，躲在一个角落里，很害怕的样子，远远地看着妈妈爸爸吵架，爸爸的声音很大很凶，后来爸爸重重地摔门走了……

小雨紧紧地抱着自己的身体哭成一团，并哭喊着说：爸爸你不能走，你不能走啊……这时候小雨的情绪很激动，我让小雨继续深呼吸，等情绪慢慢稳定下来，让小雨继续深入地观察这份激动、委屈、愤怒的情绪。继续呼吸，吸气……呼气……去感受这个5岁的小雨，她害怕、恐惧、茫然……她想要爸爸，她太爱爸爸了……

这时候小雨已经哭成泪人，她睁开眼睛说：我以为我特别恨我爸。

小雨多么希望爸爸不离开这个家，可残酷的现实是爸爸从此不再常回家。在小雨5岁的记忆中爸爸是神秘的，爸爸有时候特别好，有时候特别不好。她分不清哪个是好爸爸，哪个是坏爸爸。带着这样对爸爸的爱和对爸爸的恨走进了自己的成人世界。

小雨说自己高中开始谈恋爱，那时候经常有男生追到自己家门口，有一次被爸爸发现了，还把其中的一个男生给打了一顿。

我：小雨，在你的内心深处是那样地爱着爸爸，爸爸也是那样地爱着你，虽然，爸爸妈妈他们有着他们的交流沟通方式或者说有着他们的交往模式，对你今天的婚姻也造成了很大的影响，但是在这样的家庭中，你学习到了什么呢？

小雨：是啊，其实我爸爸也是特别爱我的，也许是因为我爸对我妈对我们有愧疚吧，在公司他是很少批评我的，虽然他脾气特别不好。嗯，在这个家中其实我学习了很多，我从小就很懂事，很自立，也许这些都是因为这样的环境才使我更早地成熟起来，还包括我的忍让、包容都是在这个家庭中学习到的，更准确地说是一份责任。

我：是的，今天的小雨已经不是5岁的小雨了，你已经长大了，当年爸爸、妈妈因为不懂而忽略了你的感受，今天你完全可以自己给自己爱了，你也完全不用再去向外找寻爸爸的爱，更不用"复制爸爸妈妈的爱的模式或者说话交流模式，来表达你对他们的爱"，因为你对他们的爱和他们对你的爱早已经在你内心深处，爱始终在你心里，只是你未曾看到，其实它一直都在。

我让小雨再一次闭上眼睛并紧紧地拥抱着5岁时的自己，对5岁的自己说："宝贝、宝贝别害怕，我会永远和你在一起，从现在开始我们永远不分开，我会永远保护你，你是那样值得爱，值得被重视的，你是值得的，谢谢你，我爱你！"，就这样我们反复地进行，小雨慢慢地平静下来并感到很温暖。

小雨内心爱的缺乏及对爱的渴望，使得小雨在自己的婚姻中始终带着对爱的温暖的期待，这就是现在很多婚姻的悲哀——外求爱。

学习接纳生育、养育自己的爸爸、妈妈；尊重生育并养育自己的妈妈、爸爸间的交流沟通互动方式；尊重他们的命运和选择，明确自己作为女儿角色的"边界"界限。尊重自己并做好自己，好好爱自己并接纳自己，为自己的幸福承担责任。

小雨最后到底有没有复婚？其实这个问题已经不再重要。因为每个人的情感纠葛和生活细节只有自己才能去经历和体会。对于她，重要的是怎样不再重复固有的模式，怎样构建一个新的行为模式，将自己打造成为负面关系模式中的那个有力量、随时可以说"不"的终结者，不让这样的悲剧再重复给下一代。

原生家庭图

原生家庭图是萨提亚家庭治疗中非常重要的部分，也是帮我们理清自己的成长轨迹，透过追溯成长过程来看清自己的一种直接、有效的方法。萨提亚认为，一个人和他的原生家庭有着千丝万缕的联系，而这种联系有可能影响他的一生。很多成年以后出现的问题都不是成年所生存的环境造成的，而要追溯童年时期在家庭中所受的影响。通过依次画出18岁以前父亲、母亲、兄弟姐妹及自己的名字、年龄、职业、嗜好或兴趣、个性评价、应对姿态、家庭成员关系线等讯息，在画的过程中开始欣赏并接纳过去，从原生家庭中找到自己的资源，看到自己和父母以及兄弟姐妹间的亲密关系，发现家庭里"安全感、责任感、亲密感"是否缺失或者健康，从而更好地管理并改进当下自己的现状。从整体上、根本上、源头上帮助我们更加了解自己，避免反复陷入所面临问题的一角，从而觉察和探索合适的解决问题的思路。当你在关系中尤其是亲密关系中陷入困境，出现卡壳时，不妨画一画属于你自己的原生家庭图。

情绪点金石

　　每个人都是原生家庭的产物，在人际互动中，很多时候我们不是仿照自己在原生家庭里不知不觉中学到的一些行为模式，就是反其道而行之。懵懂的女孩目睹了童年期里父母特殊的爱恨情仇，从此就变成了她潜意识里男女关系的"沧海水"或者"巫山云"。今天自己家庭的纠葛重现，绝非她刻意地复制，表面上看是要不要复婚的问题，更深层次、更艰巨的任务却是要思考如何做好这个可怕的恶性循环终结者的问题。要想"破茧而出"，只有先解开心底的心结：我们无法改变过去已发生的事，却可以改变已发生的事对我们的影响。过去原生家庭中发生的一些事情，你不需要负责任，但是，从今天开始，你所做的每一个选择，你都要自己负责任。你没有办法使风不吹，但你可以调整风帆，让你的船到达目的地。不要把原生家庭当作不肯成长、改变的借口，因为，你的幸福、快乐掌握在你自己手中！

被压抑的"彬彬有礼"

听说过情感隔离吗?你可以毫不怀疑地相信,在发生冲突时表现得"彬彬有礼"的人,一定是在用"教养"来掩饰"情绪",来隔离自己真实的情绪。"礼"在化解短暂冲突时不失为公认的好方法,但是如果使用频繁,出神入化到成为生活的方方面面,成为戴在脸上的面具,让人看不透、猜不着的时候,那就要小心了,彬彬有礼有时也会压抑、伤害自己,还会给身边人带来困惑和压力。

心灵游走

5岁半的亮亮活泼又机灵,然而,这个看起来讨人喜欢的男孩,在幼儿园里却因为经常打小朋友而被老师一次又一次地找家长。自视注重教育,能够与现代育儿理念相契合的白领父母,一度为此感到困惑和苦恼。在朋友的推荐下,张先生带着妻子王女士和儿子亮亮如约来到咨询室。

张先生中等身材，戴一副眼镜，说起话来非常和气。刘女士也是高挑身材，笔挺的身姿，说话有条不紊，让人感到这样的女士一定出自有良好教养的家庭。王女士说："其实说实话，刚开始幼儿园老师说我家孩子是个捣乱分子时，我心里挺不能接受的。孩子是我从小一手带大的，他是不大喜欢和别的小朋友一块玩，但是，也绝对不会去打人踢人啊。不过，老师一而再再而三地找到我们，还说其他小朋友的家长因为我儿子的事找了学校，我们心里也开始有些着急了。其实我是非常注重孩子早期教育的，也看过很多这方面的书籍，所以我想，孩子出了问题就要趁早解决，拖久了就不好办了，所以才到您这里来了，希望您能帮帮我们。"

王女士一口气说了一大串，语气表情波澜不惊。和许多来咨询的女士最大的不同是，王女士的情绪显得非常平静，说话也相当理性，似乎在讲述别人的故事。

我：您是说孩子在幼儿园和小朋友发生不愉快，让您觉得很惊讶？能说说孩子在家里的表现吗？

王女士：亮亮在家里就是很好动，但是我觉得那是他活泼的表现。

这时候，爸爸张先生接过话题：亮亮这孩子从小就很聪明，我前些年不在家里，亮亮2岁的时候，我就去了美国读博，直到亮亮4岁多我才回来，亮亮妈妈在部队工作，一个人在家带孩子也很辛苦。

这时，亮亮妈王女士又讲述了他们家的一些情况，在讲述亮亮故事的时候，无论情形多么不尽如人意，她始终不带太多的情绪色彩。看到她的有礼有度、客观冷静，你几乎会和她一起困惑：这样有素质、有涵养的母亲，她的孩子会打人吗？

为了更真实地了解他们在现实生活中的互动模式，我决定请出小主人亮亮和我一起玩家庭雕塑的小游戏。

我对亮亮说：宝贝，我们一起来和妈妈爸爸玩个游戏好不好？

亮亮很兴奋：嗯，好。

我：我先来给妈妈爸爸摆几个动作，然后，你再按着你的想法给妈妈爸爸摆动作好吗？

亮亮很高兴地点头同意。

我请妈妈爸爸站起来，根据我的观察和感受，摆出他们在家庭里各自的应对姿态：妈妈站得笔挺僵直，两只胳膊对称地抱在胸前，她的双脚完美地紧贴对齐，一副一本正经的样子。爸爸的角色则是游离于这个家庭之外，身体是背对着妈妈的，而有时候会转身讨好妈妈；孩子在家庭中是比较自由的状态，他和妈妈的关系很近，我让他站在了离妈妈很近的位置。

摆完之后，我说：宝贝该你了。

亮亮显然按捺已久，迅速跑上前来，他踮起脚尖，让妈妈的双手环抱在一起，立正站着。亮亮来到爸爸身边，把他推到了更远的位置。他自己就站在妈妈身边。

我惊愕了，原本我以为爸爸离妈妈已经够远的了，没想到，亮亮把他推到了更远的位置，这是他与爸爸之间的心理距离。当亮亮做出这个举动的时候，我发现，眼泪已经在王女士的眼眶中打转了。

我：宝贝，这个是亮亮看到的妈妈爸爸在家里的样子，那么，你希望你们家是什么样的呢？

接下来，亮亮的表现让我感到震撼。

亮亮站到妈妈身边，铆足了劲，很急迫地往上蹦啊，蹦啊，去够妈妈的手，他先是把妈妈的手打了下来，接下来，他竟然费劲儿地让妈妈把手捂在嘴上。经历了这一幕，妈妈王女士的眼泪一下子夺眶而出。

原来，宝贝希望妈妈闭上嘴，停止喋喋不休的大道理。妈妈"彬彬有礼"的面具，已经让孩子很厌烦，而且她在家里有理有据的头头是道也无形中影响了孩子对父亲的认知，拉远了孩子与父亲的心理距离，也拉远了她和丈夫的心理距离。

我想那一刻，妈妈一定觉察到了儿子的期待是什么。王女士捂着嘴，眼泪啪嗒啪嗒地往下掉……

亮亮妈从小在家庭条规森严的军人家庭长大，父亲在她的头脑中，永远是不苟言笑、不言自威，作为教师的母亲，从小灌输给她的就是如何做一个有教养的人，每当她遇到委屈和痛苦，母亲会用各种道理说服她收敛和压抑自己的愤怒和哀伤，她的父亲更要求她冷静和克制，于是她学会了自律和自重，可是她却唯独没有学会正面表达自己真实的情感。她的原生家庭中每个人都很克己、自持，却都没有真正敞开心扉，无法流露真实的自我。

越来越多的高知背景家庭的来访者，都处于这样一种家庭关系下，戴着情感的假面具，彼此仅尽着角色的义务和责任，却没有真诚地交流和撞击，这其实是一种感情隔离。有时候，家庭中需要适当的冲突和碰撞，才能使关系更深入下去，吵个好架胜过小别新婚。

亮亮和妈妈爸爸通过几次的家庭咨询，已经找到一个未来的方向。超理智的妈妈一度以她只讲道理、不讲情感的方式给了孩子错误的示范，让孩子不懂得该如何正确面对自己的情绪，让孩子不懂得该如何与人交往。因为，亮亮的年龄还不会像妈妈一样用完善的思维和语言去表达自己，于是他学会了用拳头帮助自己，用拳头打人表示友好。

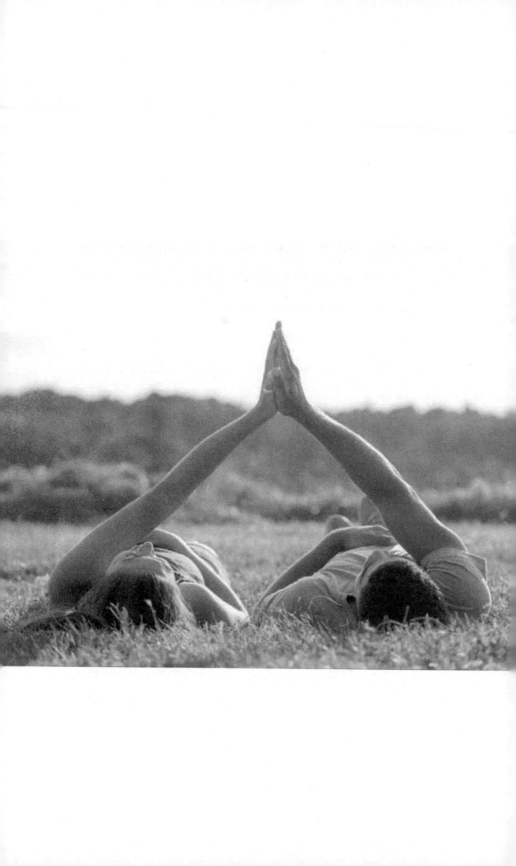

父母亲给到孩子的情感滋养，哪怕是一个微笑、一个拥抱、一个抚摸，都胜过一堆大道理。接纳和鼓励孩子自由地表达真实的情绪和感受，无论孩子表达了什么，愤怒、生气、着急、害怕……这些就是感受，感受就是感受，没有好与坏，妈妈不需要去评判，妈妈只需要把你感觉到的感受表达出来。此时，孩子就会体验到并感觉到：妈妈理解我，爱我，我是安全的，这时候，孩子才有可能向妈妈敞开心扉，孩子才有可能自由地表达与交流，才会健康地自然地成长！孩子的情绪打开了、疏通了，用拳头打人的问题也就不会再发生了。

超理智

超理智是美国婚姻家庭治疗师萨提亚女士提出的人际沟通中常见的四种应对姿态中的一种。超理智的人最突出的特征是极端客观，不允许自己或者别人关注感受。超理智型的人只关心事情合不合规定，是否正确，总是回避或者逃避与个人或情绪相关的话题。他们告诫自己："人一定要有理智"，"不论代价，一定保持冷静、沉着，决不慌乱。"他们对别人的反应往往是说教，看起来充满了智慧与权威，却给人刻板、沉闷的印象。超理智的人在身体上容易出现的症状是分泌性疾病，如腺体的疾病、心脏病、背痛等；心理上容易产生强迫性心理、社交退缩等。

🚩 情绪点金石

超理智的人看上去没有情绪。这类人往往在职场居领导职务，在家庭居掌控地位，说话办事客观冷静，极少流露个人感情，表面上很优越，举动合理化。他们像是情绪的隐形人，在过度忽视和压抑内心情绪的同时，内心却很敏感，有一种疏离和恐惧感。他们没有觉知到长期被压抑的情绪，具有暗藏的破坏力和杀伤力，不仅给自身身心带来困扰，更会给周围的家人、同事带来巨大的压力和困惑。

让情绪自然流露本来的样子，收敛你严厉的、原则性的、压抑的、强迫性的一面，让大家看到接地气的你，烦扰迎刃而解。

微笑是掩饰

你身边一定也有一些亲善大使，无论晴天雨天，他们仿佛永远都是笑容满面，几乎看不出他们的大喜大悲，即使再痛苦的事情他们也几乎是微笑着，带着与世无争的四平八稳，偶尔会在眼神里闪过不经意的茫然。如果相处时间足够长久，你会发现他与微笑不相称的另一面。

看似没有激情，也没有敌意，只有淡漠的微笑和不易察觉的混乱，因为在他们内心深处，有一个叫作力量的角落早已悄然塌陷……只是会突然在某个茫然的时刻，找不到事件的边界、自我的边界，这种力量被瞬间触发，转变成愤怒的力量——出其不意地爆发。所以，对于身边这个总是淡淡笑着的人一百八十度的大变脸，不必惊慌失措，也不要大跌眼镜，因为那个微笑，不代表没有情绪，不代表欢乐愉悦，只是让你看不到曾经的伤口。

心灵 游走

小Y，男，32岁，已婚，整天都是一副笑眯眯的样子，很帅气。简短寒暄后直入主题：我不知道为什么总是迷迷糊糊的，做什么都不能坚持长久，而且总是爱管闲事，还喜欢攻击打架，想请老师帮我分析分析。

我：我可以这样理解吗？你是想做一次个人成长咨询，更好地了解自己。

他：是的。

我们的咨访关系很快就建立，我让他画出18岁以前对自己原生家庭中每一位成员的性格特质、职业、成员之间的关系（亲密的、冲突的、疏离的、分居或者离异的）和生活中每个人沟通姿态的原生家庭图。从这个家庭图中我很快了解到，小Y 2岁时爸爸因病去世，妈妈带着他和姐姐改嫁到现在的继父家里。家庭图中他对妈妈的评价是：坚强、顾家、负责任、勤劳；对自己的生父没有任何印象；对比自己大2岁的姐姐的评价是：内向、坚强；对继父的评价是：顾家、实在、负责、勤劳；对自己的评价是：活泼、热情、胆小。在关系中他觉得自己和妈妈关系很好，和继父的关系也很好。

在家庭图中，他对妈妈和继父以及对自己的评价几乎都是积极正向的，似乎看不到什么问题。我带着好奇的语气问道：两三岁的时候，爸爸去世了，爸爸在你心目中是怎样的人呢？你的妈妈是怎样谈起你的爸爸呢？

他笑着描述：我2岁的时候爸爸生病死了，我对他没有任何印象，我4岁的时候妈妈就带着我和6岁的姐姐改嫁了，现在的继父对我们很好，继父的前妻也是生病去世的，当时继父也有一个8岁的儿子和一个6岁的女儿，妈妈也很少谈起我的生父。

他很平淡且微笑着述说着自己小时候的经历，我看着他似乎没有任何情绪的面孔说：那你害怕什么呢？

他又一次笑着说：我没什么害怕的啊。

我没有说话，我也微笑着，但是，我是用坚定的眼神静静地微笑着看着他，我又说：你害怕什么呢？

他有些慌神，想了想说：我也不知道害怕什么，就是有时候总是莫名地烦躁、恐惧、不安。他说话的时候，头在摇晃，手在移动。

我有意识地转移了话题：你很爱你的妈妈，你怎么看妈妈呢？

他：妈妈很坚强、勤劳、善良。

我：嗯，是啊，妈妈很坚强，所以妈妈也很少和你谈起你的爸爸。

他：是啊，都过去了，想这些事情有什么用呢？不去想这些。

我：如果想了会怎么样呢？

他：想起来就痛苦，就会看到痛苦的经历。

我：看到痛苦的经历会怎样呢？

他：看到痛苦的经历就觉得很可怜、很伤心。

（我不允许看，我不允许可怜，我不允许伤心，我必须坚强。这就是他的生存模式，也就是反向的防御机制。）

我：一个妈妈带着两个小婴孩，4岁的姐姐和2岁的你，我们想象一下，那个时候，妈妈会是怎样的心情呢？

他沉思着：听我妈妈说，那时候我爸爸刚去世，爷爷就撵我妈妈改嫁，爷爷说："我眼珠子都没了，还要眼眶干吗？"当时我还有两个叔叔没有结婚，那时候农村刚刚改革开放，大家都很困难，爷爷是怕我们分他们的财产，妈妈被爷爷逼得没有地方住，就带着我和4岁的姐姐回了姥姥家，在姥姥家不到两年时间，妈妈就带着我和姐姐改嫁到现在的爸爸家里。

说到这里，他仍然是平淡的表情。

我：是啊，那时候的妈妈会是怎样的心情呢？

他：应该是悲伤、委屈、害怕、茫然、无助……

我：好，我们来还原一下当时的情景。

人的思想大体可以分为两个部分，一是"意识"层面，意识即我们理性的思想，它具有逻辑、判断、分析和推理功能，另一个是"潜意识"层面，所谓的潜意识就是隐藏的意识思想层面，它是我们人类情感的发源地，心理学家常常又把它称为"内心深处"。小Y当年是一个2岁的婴孩，内心深处的恐惧、害怕被深深地压抑在潜意识里。

现在我要帮到小Y的是：还原当年这个小小孩童内心的恐惧画面，并转化和拥抱真实恐惧的自己，从而提升力量，提升生命内在和外在的频率。再从现在成人的高度反观自己：为什么经常做事迷迷糊糊，做什么事情不能坚持长久，用微笑来掩饰恐惧的自己？从而达到自性化疗愈，达到身心灵和谐一致。

我让他来到沙盘沙箱前，选出几个沙具，分别代表妈妈、2岁的自己和4岁的姐姐，摆出他们各自的位置和当时的情态。然后我请他闭上眼睛，慢慢地去感受那个2岁小男孩的心情和情绪。

慢慢地，他的眼睛有些湿润。

我：发生了什么？

他：想起妈妈当时经常说的话"你爸爸死了，你爷爷也不要你们了，没人要你们了，伤心有什么用，你们必须坚强起来，必须坚强……"

他说着说着，伤心地哭泣起来。（小Y内心的那个小男孩是害怕的、茫然的、无助的；而现实中高大的外表又必须要坚强、承担，不允许伤心，不允许害怕，这就是他经常会有迷茫、困惑、冲突的主要原因）。

我：现在的你是真实、开朗、热情的对吗？

他：是的。

我：你可以用现在的你拥抱这个2岁的小宝贝吗？

他向我点头。

我：你真的很棒！你已经长大了，你勇敢、热情、善良（转化他的生命能量，让他感到自己的价值）。

我放起了音乐，让他拥抱着自己的身体，用暖暖的、柔柔的、低低的声音自我疗愈："YY别害怕，有我保护你，我会永远和你在一起……"他流着泪述说着，拥抱着自己，给自己力量（接纳自己、拥抱自己）。

小Y小时候成绩优异，从农村考入大学，是个有名的孝顺孩子。按说他应该自动按照这个被认可的标准轨迹走下去，可是成年之后他迷茫了，他陷入了维持假我和突破假我的冲突中。本来，每个人在婴儿甚至到幼儿时期，都会在强烈的乖和暴怒的情绪之间摆荡，只是随着生理和心理的发展与成熟，爱与恨会慢慢

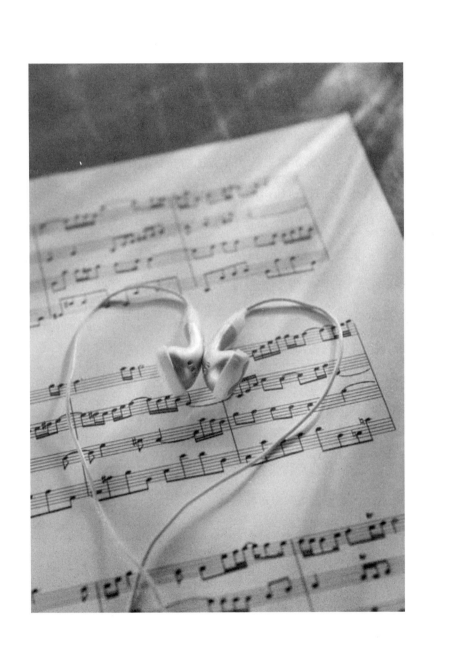

整合，强烈的情绪会慢慢变得比较温和，也就不会再像小时候那样做出过激的事情。而小Y似乎没能得到这样的发展，所以成年之后才呈现出"孝顺和攻击"的巨大反差。

归根结底，小Y的成长中父亲角色的缺失对他造成了很大的影响，精神分析客体关系学家温尼科特认为，孩子的攻击性行为，是在"寻找体制的四壁"，父亲是这个世界的四壁，父亲的角色包括规则、秩序、抗衡、边界、力量、否定等，让孩子在感受到被拒绝时仍然能感受到父母的爱，把现实世界的规范逐渐带给孩子。而小Y的生父位置是空白的，母亲则一度把坚强懂事作为生活的不二法则强加于他，因此小Y幼年时期假我过度，真我压制，当他成长到有足够力量的阶段，就必然试图探索和突破，被他内心那些强烈的、如脱缰野马一般的情感所控制、所驱使，他就会找不到边界，看不到底线。

在帮助小Y发现自己、成长自己的同时，我给到他更多的，是让他把假我和真我在探寻自己的力量和爱自己的过程中平衡、整合起来，避免走向盲目和极端。

假我

小Y小时候甚至成年之后的多数时间是乖顺的，我们尝试用温尼科特的"假我"这个词，来理解他这些乖的表现。所谓"假我"，是指在一个婴儿最初表达到自己真实的需求与情感时，不被父母允许，而父母会反过来要求婴儿顺应他们的指令，只有婴儿顺应了他们，他们才会高兴。可以理解小Y的这些行为表现，是为了顺应妈妈的需求而发展出的，只有我坚强、负责任，妈妈才会高兴，才会有面子，我才能生存。也就是说，假我源自婴儿被迫适应母亲或照顾者，假我把真我隐藏起来，而无法真诚、自发地行动。只有真我是自发性的，且能感受到真实或真诚。长期以假我存在会导致个体感受不真实，有空虚无力、徒劳无益之感。

⛵ 情绪点金石

中国的教育文化强调孩子要懂事听话，但是长大后，他们会怎么样？他们会想，长大后的我们这么好，但是我们为什么不快乐？温尼科特提出"假我"可以部分解答上述疑问。假我的特质包括觉得自己不真实；戴着面具生活；与外在的疏离感；过分依赖别人的感受；有条件地爱人；避免玩耍或有趣的事物；总是想做正确的事或操控。真我的特质包括对现实和环境的认知能力较佳；思想、行为都比较自然、率真；较独立自主、喜欢独处；

不介意展现内心孩童的那一面。当一个人最初的需要被积极满足时，他便能发展出真我。假我和真我之间需要平衡，健康的假我是需要的，但如果走向极端，就会造成假我障碍。因此如果为人父母，不要因为要满足面子或讨好他人，一味高举诸如懂事、听话、坚强、顺从的大旗，要尊重现实，哪怕是残缺的；要尊重孩子的真我，哪怕是示弱的，让他们在合理范围内忠实地做自己吧！

复仇的第三者

她们或者有着风情万种的外表，或者有着温文尔雅的气质，或者有着靓丽讨巧的笑靥；她们不乏个性魅力，让男人孜孜以求，她们是女人中的光鲜一族，却有着有点刺耳的名字：第三者。与爱情应有的甜蜜美好不同，第三者的爱情，往往更多的是苦涩、无奈、煎熬，甚至自责等。可不知为什么，许多冰雪聪明的女子却怀着"爱情至上"的梦想，将青春、身体交付给一个深不见底的爱情陷阱，仿佛越是这样，越是身陷其中、欲罢不能。于是她们问自己：为什么？为什么我会贪恋明知道不可能的他？

那些已婚男人身上散发出独有而成熟的气息，犹如达·芬奇密码，似曾相识却又神秘难解，困扰她们的神秘气息背后到底是谁在操控开关？让她们在爱恨纠葛中割舍不下的究竟是什么？

心灵 游走

32岁的美美，白皙的皮肤，高挑的个子，一袭质地高档的黑色风衣，气质优雅。秋天的一个下午，我们如约见面。美美很有礼貌地微笑着坐下，却掩饰不住内心的焦虑和茫然。

她低着头，声音喑哑：老师，我很矛盾，我和我的男朋友认识两年多了，他是有家庭的，他对我特别好，现在我很纠结，想离开他，但又忘不了，我今天来就是想咨询：我为什么总是碰上已婚的男人，过去我也有过好多男人，但都不会超过一年两年，以前我也就是和他们玩玩，说实话，我很瞧不起他们，所以他们给我买东西我都收着……

说到这里，她轻抬眼睑看了我一眼，叹了一口气。

我看着她：发生了什么？

她顿了顿：老师，我不知道该怎么办？我好像爱上了现在的这位男友，可我不应该爱上他……他长得很高大，很帅气，他特别像我的父亲……

美美讲述了她的家庭，爸爸是警察，性格爽朗，社交能力很好，在她4岁的时候，爸爸有了别的女人，经常不回家，后来在她高中的时候妈妈爸爸还是离婚了。妈妈是商场营业员，长得很漂亮，但性格懦弱，每天只会抱怨，妈妈每天晚上睡觉前都是在骂声中哄着自己睡着的。慢慢地自己长大了一点，记得从小学开始自己就是妈妈唯一的倾听者，妈妈总是和她痛诉爸爸的罪行，爸爸是个无恶不赦、不负责任的坏爸爸。妈妈在生活中还是不太会照顾自己的人，等自己到了高中，妈妈开始对穿什么衣服甚至工作的选择等大小事都要问问小小的美美，倒好像美美是个妈妈。即使是现在妈妈已经退休了，每次给美美打电话都是向美美撒娇，妈妈这些年也没有再婚。

我：美美你心中的爸爸是什么样的呢？

美美：其实爸爸对我很好，小时候虽然他不经常回家，但是每次回来都会给我买好多漂亮的衣服还有好吃的，长大了以后觉得爸爸长得特别帅气，又比妈妈有文化，好像他们原本就是不合适的。可是妈妈又太可怜了，妈妈像个小孩子，需要人照顾，我小时候就觉得爸爸是个王八蛋，是个大坏蛋。所以我有时候也说不好到底哪个是我的爸爸，我就是很混乱。

我：妈妈的情绪很不好，她把对爸爸的情绪都指向了你，那么你的情绪你是怎么处理的呢？

美美：我从小就会给妈妈擦眼泪，好像我经常是忍耐、压抑，我不经常发脾气，但只要发脾气就是歇斯底里地大发雷霆，但我不会对我妈妈，我会对这些男朋友们，所以我发现我和这些男人总是不能长时间相处。有时候我也会后悔，会自责，有时候我也想死了算了，活着很没有意思，可是我又不能死，我死了我妈妈怎么办啊？

说到这里，美美深深地叹气，满脸无奈的表情，无奈的背后又是一种隔离的情感。

美美说：我上初中的时候就开始恋爱，我身边总是有男孩陪着我，那时候小不懂事，但是在我上大二的时候我就喜欢上我们的数学老师，当时老师比自己大12岁，也已经是有家的人。毕业后，我的第一份工作就是医药销售，每天接触的是医院的医生，我同时会和好几个医生交往，反正我也不影响他们家庭，就是下班一起吃吃饭逛逛街罢了，他们周末都很老实地待在家里，我也不打扰他们，就是这样过了好多年，再后来，只要想要的男人，我随时都可以得到。

她眼神空洞地望向我：慢慢地，我觉得我都不知道什么是爱，什么是真心，和他们在一起很麻木，不知道自己想要什么……

忽然她把头转向了我说：但是有一条，我和他们的关系必须是我先拒绝他们，绝不允许他们拒绝我。

我：否则会怎样呢？

美美：如果他们先拒绝我了，我会和他们闹个没完，反正他们都有家庭，他们怕我闹到他家庭里，再说我也不爱他们。

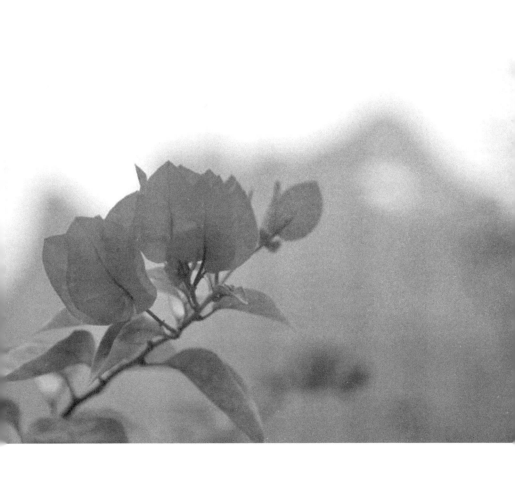

我：被拒绝了会怎么样呢？被拒绝的这种感觉你熟悉吗？

沉默……

美美似乎悟到了什么，说：我害怕，我害怕被抛弃，我害怕爸爸不要我了，我更害怕妈妈也不要我了……

说到这里，美美恐惧的样子像个孩子，缩在那里，眼泪在眼圈里打转。

我：美美做个深呼吸，回到当下，现在的美美已经是32岁了，已经长大了，现在的美美漂亮、善良、孝顺、勤劳能干。

我让美美继续深呼吸，并将双手拥抱自己的肩膀：就仿佛回到了妈妈的怀里拥抱着婴儿时的自己，把这份缺失的爱和安全送给自己，接纳并拥抱自己，好好爱自己，做自己的好父母，对自己说："宝贝你受苦了，我看到你了，我知道你害怕你恐惧，但是有我呢，我会永远保护你爱护你照顾你，一生一世不会分开，我们是一体，我们是永恒的爱，谢谢你，我爱你！"

就是这样让美美感受自己温暖的身体和温暖的爱，感受自己的存在，活出32岁的自己，活在当下，带着觉知告别过去的生活，带着觉知选择未来的新生活。只有好好地爱自己，放下向外索取的"小手"，放下挣扎，找回真实的自己，开始好好地爱自己，别人才会尊重你，别人才会爱上你，你也才有能力给予别人爱和接受别人给予你的爱。

经过催眠冥想疏导，美美觉得心里舒服多了。她说：我好像看见了我自己，原来自己是那样的害怕、紧张，平时我在别人的眼里特别厉害，他们都说我是飓风女侠。

说这句话时美美露出顽皮的笑。

我：我猜你在工作中一定很出色，包括今天有勇气面对内心的自己，这本身就是一份力量，怎么讲是飓风女侠?

美美：是的，我每年在公司的销售业绩都是第一名，就是因为这个，他们称我是飓风女侠。

我：美美，你最欣赏自己什么呢?

美美：我没有什么优点，我也不觉得我自己有多么好。

美美对自我的认知、自我评价很低，她无法原谅自己混乱的情感生活，同时又在不断找寻美好的角色来完成个性的塑造，来填补自我认知的空白。

美美下意识地抚摸自己修长纤细的手指。

原本需要爸爸支持，需要妈妈给予安全、给予爱的孩童，却背负起了这样原本不该由她背负的责任。美美的童年是灰色的、是孤独的、是被忽视、被遗弃的。幼小的美美无法依赖、亲近、信任父母，和父母产生隔阂，也就无法信任伴侣，并与伴侣建立亲密关系。然而，美美口中对坏爸爸的仇恨和纠结，也正是她对爸爸爱的渴望的"反向形成",她在不断地变换男友,而且是已婚男人,而且是必须她先抛弃、拒绝男友,就是在向父亲攻击的同时为母亲复仇。而在这个无果的求爱过程中,她也陷入迷惑、麻木、自责、痛苦中,这是美美内心冲突的自我残杀。

因此,对于美美的咨询目标,就是要美美重新建构独立的自我同一性。从自我了解、自我评估开始,学会信任自己和他人,打破自己所谓的不可能的两难状态,然后接纳自己和他人。在行为上必须从不健康的环境中走出,有毅力去奠定更加健康的成长基础。

美美的心理治疗进展得很顺利,源于美美自我成长的意愿非常高。她开始用另外一种崭新的角度去重新体验早期童年的情感,她开始接纳它们,认识到自己这些经历也具有价值;认识到如果没有这些早年的创伤经历,她也不会对自己今天的事业有如此大的热情和动力。

美美说:童年的感觉和记忆虽然仍然一直缠绕着自己,但我竟然能够从另外一个角度去看它。我以往一直痛恨的东西,我现在能够接受它,它是我的一部分。

反向形成

反向形成，是指人的外表行为或情感表现与其内心的动机欲望完全相反，在心理学上称为反向形成或反向作用、反向行为、矫枉过正，是心理防御机制之一。人有时心中讨厌或憎恨一个人，但在表面上却又对此人十分热情和关心；有时心里喜欢一个人，表面上却异常冷淡。反向形成的心理基础，是由于内心汹涌澎湃的感情或冲动难以被他人所接受，为了抑制它而形成与其相反的感情或行为。任何一个孩子都有与父母联结、需要父母的爱、保护、信任的本能。美美内心是深爱爸爸和渴求父爱的，但是在妈妈的眼泪、妈妈的委屈面前被硬生生地压抑和扭曲了，走向了通过损害自己来复仇的另一端。

⛵ 情绪点金石

几乎在每个第三者的内心深处，都藏着一个弱小无助、缺乏父爱的小女孩。她不会想到甚至不会承认，自己是在用第三者的脚本来报复或者攻击父亲，而这份极端的爱恨情仇背后，竟是她对父爱深深的渴求！

就是那个令你熟悉又惧怕的魔咒，犹如塞壬女妖的歌声，让你茫然却义无反顾地披上了第三者的铠甲战斗。因为借由这种方式，你终于向儿时不敢挑战的父亲宣战并以某种扭曲的形式夺回曾经缺失的父爱阵地。如果不能带给彼此长久稳定的包容、尊重、满足，只剩下占有的欲望，就只能沉没在海妖的歌声里；如果你能放过那个曾经受伤而执着复仇的小女孩，用已经长大肯为自己负责的成人姿态重新爱自己，就一定能成功逃离。

Chapter **3**

寻求尊重：一句话就能让你跳起来？
戳到你自尊的死穴了吧

她为什么不尊重我

我们常常会固执地纠缠在他人的言行表达中，或者是一句伤人的话，或者是一次不能理解的举动，为此我们耿耿于怀：她不尊重我！或者：他不爱我！可是也许，这不是真的，我们看到的，只是冰山露出来的那一角，下面庞大的真相我们没看到，我们被蒙蔽了。

心灵游走

文文，25岁，某证券公司行政部门副经理，曾经因为职场问题来做过咨询。这天，她愤郁难平地带着一脸黑线进来。

文文：我今天特别郁闷！我平时的工作就是负责协助我们部门经理做沟通协调，为我们总经理对外联络服务，这两天销售部的经理和我商量，想要每周定期做一次大客户沙龙，每个主题分别邀请公司内部有一定业务专长的负责人来讲，其中有个重要的业务版块想请我去讲，让我讲讲最近跟随总经理一起外出调研总结的第一手资料。我觉得这样一是可以把公司采集的资讯成果分享公众，为客户做增值服务，体现公司的品牌含量，二来也把我的所学所见作一个梳理，对自己是一个锻炼，于公于私，都是好事，我就答应了，还给了三个时间段给我们经理作选择，结果她当时脸色就不好看，说在忙，再说。等过了一段时间我再去找她，她说周二、周三的时间段是交易时间，会影响正常工作，上面领导查到就不好了；周五的下班时间也不行，说加班的话算我工作量，公司没钱支付这笔费用，我特别纠结，我就问她：那我到底能不能去啊？结果她又重复了上面的话，我再问，她又重复，我再问，她又重复，来来回回重复了三回！

文文说到这里，端起桌旁的水杯一口气喝干：我有点上火，觉得她是成心的，我都快受不了了，不就是部门经理吗？拿着那股劲，当自己是根葱啊，能不能正常一点，尊重一下别人啊？！然后她就说有事走了。她走了以后我就郁闷了，到底啥意思？让我去还是不让我去？我是要问上级领导还是就不做了？为这事我郁闷了一下午，觉得挺难受的。

我：嗯，感觉到你很气愤，好像对你部门领导的态度很不满意，那你期待领导怎么回复你呢？

文文：我想要经理给我一个确切的答复，我问她是不是不想让我做了，她又说不是，我不知道她想要表达什么，我很焦虑。

我：这是你们第一次冲突吗？好像上次也有些冲突？感觉一下，是沟通上的问题，还是……

文文：我们俩的交流方式不匹配，我喜欢简单明了、直截了当，她总是慢慢地含蓄地娓娓道来，其实我已经在用她适应的方式和她相处了。要我改变其实是一件挺麻烦的事情，但我已经尽可能地在避免冲突，学她的样子，慢慢地、不温不火，下来再做回自己，只不过今天，我问，她重复，三遍！我真心接受不了！

我：我听到你在努力地、尝试着适应她、迎合她，你内心真实的想法呢？

文文还在自己的情绪中，继续说：不过份可以，不同意大不了我不表达呗，但这次不一样，这涉及做或不做，触碰了我的底线，我还想争取。

我：你害怕这种冲突吗？

文文：当然了。

我：冲突了会怎么样呢？

文文：冲突了对谁都不好啊，这不是明摆的，我们是国企，人事不会轻易撤换，她可以随时修理我，逼我自己走人，但如果我去闹她，她在公司脸上也会不好看，我自己不想冲突，我就是想知道怎么样才可以在不冲突的情况下完成目标。

我：你的意思是说，为了达到目标，你压抑着自己，表面上去改变、去迎合她，但回去后该怎样还是怎样，你心里似乎在较着劲。

文文：是的，我心里有愤怒，没有化解。

我：你对她之前就有愤怒？

文文：之前有两次，都是公司很重要的活动，她基本都是甩手掌柜，都是我带着下边员工跑腿奔忙，她加班最少，不过听说她离婚了，家里小孩都是她在管，单亲妈妈大概也不容易吧……这就算了，可是一遇到问题，她给我们的支持特别少，有次忙疯了，请示她帮我们申请协调其他部门借调点人手，她硬压着不借，自己也不来帮忙，也不请人帮忙，就等于还是让我们自己扛，结果我们加班到凌晨！等到第二天活动会场，她倒是跑前跑后，好像所有的活儿都是她干的，其实我们头天都基本干完了，我觉得特别无语！得了表扬她觉得我们应该的，要是上头不满意，她就立刻往下推，还一副我没有带好兵的样子，我觉得她好假！

我：能感觉到你是个勤劳、善良又能干的人，可是，过程中我听到的好像都是这个领导的责任，都是这个领导有问题，能力不如你，还嫉妒你？

文文禁不住调皮地笑了：本来就是啊……那倒也不全是。其实之前她也做了很多事情，听说她过去是个工作狂，表面上看她慢慢悠悠的，其实她是个特别要强、从来不服软的女人……好像是她老公有外遇了，她和老公离婚了，她一个人还带着孩子……嗨，我也知道她挺不容易的。就是这次和大领导外出去调研，本来是她去，就是因为她带孩子离不开，她才让我去的，这不回来我就想把调研的情况分析给大家做宣讲，我又特别喜欢做培训，所以我才这么大的火。

我：是啊，这是你的想法和观点，你有感受到她的心情吗？

文文陷入沉思：嗯，我还真没想过她的感受，她好像会有遗憾、烦躁、矛盾、压抑……我不知道是不是还有嫉妒？

我：嗯，是的，这次的活动是她派你去的，原本她是可以跟随大领导亲自调研这样重要的信息，可是她把这个机会让给你了，你有什么感觉？

文文有点迟疑：难道……我应该感谢她？

沉默……

过了一会儿，我和文文现场模拟文文和经理的对话。我扮演经理，我们重复再现她和经理间的对话，然后我表达我扮演角色时的感受。

我作为经理的扮演者：你问，我重复，你再问，我再重复，我感觉你在挑衅我，我不想和你冲突，所以我（经理）走了。

文文脸上的表情一点点发生着变化。

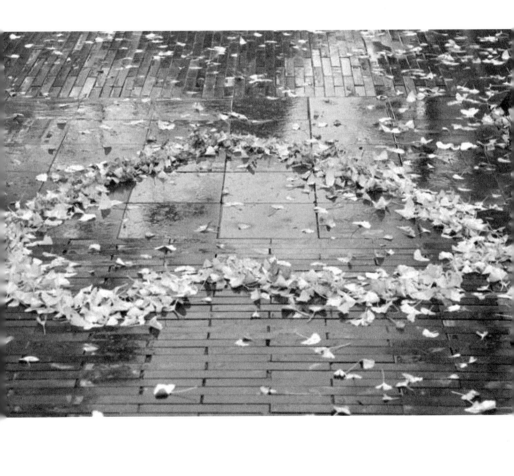

接着我们角色互换，这次文文扮演经理，我扮演文文。

文文：嗯，我明白了，我换位感觉一下经理，好像你（文文）很张扬，很自我。

再一次沉默……

我：你猜，经理对你有什么期待呢？

文文：可能期待我能理解她，希望我低调点。

我给文文讲述冰山理论，让她看到经理行为层面对她的嫉妒、不尊重、指责、超理性的背后是什么，经理是一位40岁左右的女性，离异，自己带孩子，她的生活本身就有很多的压力和不良情绪，极度缺乏安全感，她需要的是爱、关心、理解、尊重。和经理发生冲突的事件，只是工作中两个人观点不统一，并不代表这个人怎么样，要学会把人与事分开。

文文是个聪明、开朗、很外向的女孩，经过我们的角色互换，她很快明白了在这件事情中自己应该承担的责任是什么，同时也学会了运用冰山转化技术来理解和包容经理、不混淆人与事的道理。

文文决定调整自己。

一、接纳经理，接纳她的不完美。让文文看到经理冰山内在的恐惧、不安全，是为了帮助文文更好地感受、理解并接纳她的经理。这一步很重要，很多时候当我们的改变只是观念、理智上的"不得不"的时候，我们其实并没有真正地接受对方。如果改变只是表面的，我们内心的对抗会不自觉地流露，让我们表面的顺从和妥协变得生硬和不自然，这可能减少冲突，却不能从根本上改变和解决问题。

二、主动去关心经理，带着觉知去关心、爱护对方。我们改变不了别人，却可以改变自己，让自己变得强大起来，一旦第一步做到位了，我们就能友好、平稳地面对挑衅和对抗。这种态度不针对具体问题，却能改变对方的感受，影响互动的结果。

三、一致性地和主管沟通，告诉她自己内心的不舒服，真实地表达自己的期待和想法，希望主管能够尊重自己。想好各种可能和对策，做好心理准备应对和接受相关结果。

道理简单，行动很难，这几乎是漫漫长路，奔跑吧，职场的兄弟姐妹们！

萨提亚模式冰山理论

萨提亚的冰山理论，实际上是一个隐喻，它指一个人的"自我"就像一座冰山一样，我们能看到的只是表面很少的一部分——行为，而更大一部分的内在世界却藏在更深层次，不为人所见，恰如冰山。一般来说，我们看见的都只是冰山一角，那就是外在行为的呈现，但在下面蕴藏着"感受""感受的感受（为什么有这种感受）""观点""期待""渴望""自己（我是谁）"7个根源问题。冰山理论应用起来很简单，就是用7张纸写下那些根源问题。然后依次摆在地上，先让访客站在"个人行为"上，做必要的放松后让他清晰地感觉到目前困扰自己的问题；让他走到"感受"上，问他这样做有什么感受；达到目的后再让他走到"感受的感受"上，问他为什么会产生这样的感受……步骤不是固定的，但是最终要走到"自己"上。这个过程的精妙之处是能让人了解到问题产生的根源，最终清晰地做出行为选择。

🦈 情绪点金石

每个生命的深处都是那样深邃，甚至是复杂的，有的行为看上去是不能接受的，但是背后却也许另有隐情。透过表面行为，去探索自己和他人的内在冰山，从中寻找出解决之道——每个人都有自己的冰山，认识到自己的冰山，你的人生就会改变。让每个人都能学会体察，看到彼此的心理需求，感受到冰山下的爱恨情仇、辛酸苦辣、无奈无助，这大概是对彼此最大的尊重了。人人给出一点爱，这个爱主要是接纳和尊重，赠人玫瑰手有余香，这个世界大概会芬芳很多。

可以不爱，但请尊重

不爱，代表情感的转移，如同生老病死。你曾经爱过我，现在不爱了，时间和经历让你转变了你的感受、你的想法，这个我可以接受。但是，你不可以在欺瞒中蒙蔽中哄骗我，你不可以让我在冷漠中痛苦中猜测和挣扎，这个我不可以接受。

心灵 游走

丫丫，36岁，有一个5岁的女儿和一个2岁的儿子，丫丫见到我时苍白的脸上布满倦怠和困惑：好累啊，撑了一天了，脑子不停琢磨该怎么办，根本就睡不着，还要装作睡得很好，什么事都没有，快受不了了……我来这里就想解决我和老公之间的关系，我不想和他离婚，可是我不知道该怎么办？

丫丫和老公结婚已经10年了，他们认识5年后结婚，两人在北京都是北漂一族，结婚前，丫丫是一家饭店服务员，老公是个保安，两人都是从农村走出来的，没有太高的文化。她说那时候两个人什么都没有，有的只是勤奋、努力，俩人攒劲吃苦就一个心思：一定要有钱，要让农村的父母跟着自己过上好日子，说起农村的父母，丫丫落泪了……丫丫14岁那年妈妈因病去世了，家里没有男孩，有四个姐妹，自己排行老三，妈妈去世后大姐拉着这个家艰难地往前走，说到这里，丫丫哭出了声……在农村没有男孩是让别人瞧不起的，在外面连个出头撑腰的人都没有，丫丫她们和村里其他孩子一起玩连说话声音都不敢大声。

说起爸爸，丫丫露出无奈、忧伤的眼神。能感觉到她很不愿意提起这个话题，她哽咽着说：爸爸在当地就是个赌徒、酒鬼，用游手好闲形容我爸爸一点也不过分，但是他又是我爸，我们能怎么办啊？那时经常感到无奈、无助、茫然……记得妈妈在临终前住院的时候是冬天，我每天只能吃上一顿饭，又冷又饿地在医院和学校来回往返走十公里路，手冻得起了疮，但是又能找谁去说呢？姐姐比我更累，爸爸却在找酒买醉……

丫丫又一次地哭了起来，仿佛回到了委屈、无助的从前。过了许久，丫丫深深地呼吸，慢慢地调整自己：这些都过去了，我是在17岁那年来到北京，开始在饭店就是刷盘子洗菜，认识了现在的老公，老公个子很高，站在他身边觉得很有安全感，虽然当时他就是个大学的保安，但他特别聪明，学习东西特别快，那时候我们在一起就是谈论做什么赚钱，我们俩经常到大学里偷听各种课，那时候没有钱交学费，想尽各种办法偷听课，为了蹭课方便，还时不时地帮楼管拖地打水，吃饭时间都压缩在乘地铁上，经常吃饭很不及时，现在想想都不知道那时候是怎么熬过来的……

后来我们自己也开了小公司，日子一天天好起来，老公的生意越做越好，我就在家全职带孩子，我想他在外面很辛苦，每天晚上我都端热水给他泡脚，让他安心睡觉，每次他的父母来北京，为了不让他分心，我都全程陪护，尽心照顾着。他家虽然也是农村的，但是他家就他和一个姐姐，他父母好像很怕他，他更像一家之主。每年过年回家，我们都要特别大方地给他父母和他姐姐家孩子很多钱，结婚前几年都是由我给钱，后来这两年我给完以后，他还要再给一份，就因为这个我和他也吵过架，我就是觉得他特别不尊重我……

说到这里，丫丫感到特别委屈。

她再一次地深呼吸，接着说：自从老公生意好起来，他也变得越来越忙，我们之间的沟通几乎没有，有时候我想和他说点什么，他总是冲着我吼，好像我突然做什么都是错。后来，他总是晚回家，他公司有和我关系不错的人偷偷告诉我他外面有了女人，为了这个我曾经多次和他吵架，可他总是不承认，或者说自己只是应酬玩玩，心还是在这个家，就是这样反反复复很多次。

丫丫痛苦地摇摇头，仿佛这样可以甩开那个触目惊心的"许多次"，她顿了顿，道：我也想过既然他不在乎我，我就离开他……但是我们现在有两个特别可爱的宝宝……丫丫的脸颊泛起了红润，看得出，她太在乎这个家了：这两年我也开始反思自己，我不能总待在家里，否则我就会和他的距离越来越远。于是我出来上课，学习各种心理成长的课程，我觉得我改变了很多，不再像以前那样在意他的各种态度、反应，在意他和哪个女孩通电话。他也答应我，不再做对不起我的事情，他的钱都交给我花……虽然我们的沟通还是很少，但是关系平静了很多，连他都开始说我有变化了，可就是在昨天晚上又发生了一件让我实在没办法静下来的事情……

丫丫的眼泪再一次地落下：昨晚他大约8点就回来了，要比平时早得多，在他洗澡的时候，他手机闹铃响了，我去关闹铃，结果手机正好进来一条微信，显示：我想你了……

丫丫说：我脑袋嗡的一下，像挨了当头一棒，忍不住看了他们的对话，全都是卿卿我我的暧昧。丫丫边哭边说：我真的不是故意要看的，我真的不想看！这一年多我已经不断地告诉自己，我要好好爱这个家，我要变得好一些，我已经很努力了，可是这样的事情又发生了……呜呜……呜呜……他根本就不懂得珍惜我、尊重我！他把我当成什么？难道我只是一个带孩子、伺候他的老妈子吗？难道我错了吗？我真的不知道该怎么办了……

站在丫丫的立场我们感受一下：我很爱这个家，很爱老公和孩子，我在努力地转变和提升自己，希望和老公齐头并进，我错了吗？

我们能感受到她的委屈、无助，似乎也陷入了困境。

人们常常陷入苦恼困惑，是因为人们常常争论于对错中，人们常常觉得问题出在了别人身上，而一个人又无法控制和改变另外一个人，于是人们被困住了，觉得问题变成了无解。

其实，问题本身没有对与错，问题本身不是问题，如何应对才是问题。

对于丫丫，我要做的就是告诉她如何应对和处理和老公的关系，教会她如何一致性地和老公沟通，一致性地做好自己。

首先，我帮助丫丫梳理过往人生的自己：让她看到在她幼小童年时代，由于妈妈生病，爸爸又是个赌徒酒鬼，姐妹几个相依为命，妈妈这个角色的功能在家庭中是缺失的。在这样一个缺失爱、缺失安全功能的家庭里，丫丫没有得到爱，更没有学会爱，

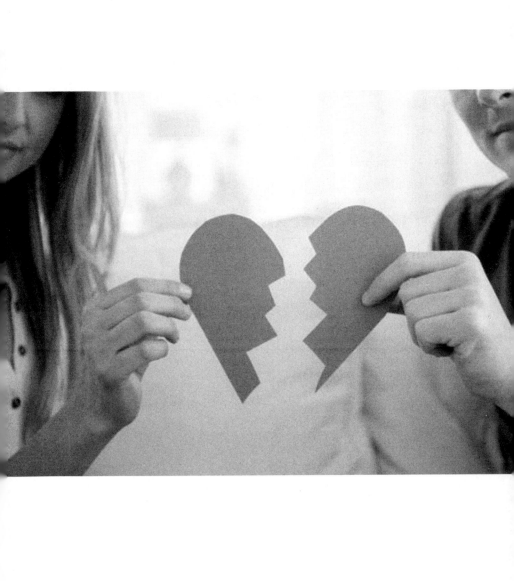

也没有学会沟通，更不懂得如何爱自己，丫丫只知道一味地付出，就像照顾妈妈一样照顾自己所爱的人。在她幼小的心灵深处，太渴望被爱，被保护，被照顾，可是现实的她无法被满足，生存本能让丫丫坚强地顶起了做"母亲"的角色，从小就学会了担当、忍让、包容、勤奋的她，在自己的婚姻家庭里，再一次扮演着"母亲"的角色，丢失了童真本质的"自己"，也忽视了一个"妻子"与"老公"互动的角色。

我给丫丫的突破方向是，首先：要拥有爱的能力，先从爱自己开始，懂得爱自己，才能接受别人给予的爱。我让丫丫写出自己的优缺点以及优点中相对应的缺点，缺点中相对应的优点，让她看到她曾经认识的自己也许是片面、偏颇的，她自认为的优点，也许恰恰是问题的根源。比如她的讨好和忍耐，是她过往成长留下的应对方式，曾经让她感到了被认同、被接纳甚至被赞赏，但是这份没有把握好边界和底线的讨好和忍耐，却纵容了对方忽视自己的价值、尊严，不断地伤害她。

我给丫丫留作业：每天坚持拥抱自己10~30分钟，把双手放在心脏部位，闭目呼吸，带着觉知感受自己的身体，全然地和自己在一起；每天坚持跑步或者舞蹈30分钟；每天练习把自己的感受情绪记录下来，把自己要表达的想法写出来，念给自己听；

每天对着镜子和自己撒娇和献媚。

丫丫这样坚持了3个多月，这个过程中她每周都按时过来与我见面沟通，每一次我都能看到她的成长与改变。最让我为她高兴并欣赏的是：在她和老公结婚10周年纪念日里，她一致性地写给了老公一封信。

信的内容大致是这样：首先回首了俩人一起度过的十几年艰辛和甜蜜，表达了自己的珍惜、留恋，然后把自己如何意外地看到短信，真实地表达出来，先是表达震惊、伤痛、委屈："我都看到了，当时我感觉我整个人都没了骨头一样，感觉谁在拿刀割我的肉一样的痛，我一直在问自己为什么？我很伤心。"然后共鸣老公的感受："为了这个家，你在外打拼，你也很辛苦，我都看到了，特别心疼你，这些年我虽然没有外出工作，但为了两个孩子，我努力学习教育孩子的知识，我把照顾好孩子作为我的工作，我想这只是我们俩分工不同。我从小没有妈妈，我多么希望咱们的日子能过得好，我们永远不分开"。最后勇敢地表达自己的期待、愿望："老公请你尊重我，尊重我的感受，我不奢望你如何爱我，但请你尊重我作为一个妻子的尊严，如果你真的是不再爱我了，爱上了别人，也请你直接告诉我，我会调整自己，面对新的生活，也许我会痛苦，但那至少没有欺骗和冷漠的折磨。我期待你能为了这个家不再冲我吼叫，能够好言好语地坐下来和我交流。"

这之后，丫丫每次再来都是带着老公一起来咨询，老公在丫丫的成长变化下，也开始面对内心真实的自己，丫丫的老公最经典的一句话是：以前我拼命地工作就是在逃避，在外面有女人也是在逃避，现在我想勇敢地活自己了，回归我可爱的两个孩子和爱我的老婆身边了。

讨好

讨好是萨提亚提出的四种人际沟通应对姿态中的一种。讨好的人总想取悦于人，希望让所有人都开心和喜欢自己。他们忙于平息各种麻烦，只要看到别人略显愁容，就会主动地承担所有的纰漏，把自己的时间、金钱，甚至生命献给对方。讨好者常常以一种令人愉快的面目出现，会对在交往中的别人和情境予以充分的尊重，因此在大部分的文化和家庭中得到高度的接纳。然而，与一致性沟通中给他人带来愉快的交往截然不同，讨好以牺牲自我价值为代价，否定自尊，压抑着自己的委屈和愤怒，漠视了自己的价值感受，允许他人侵犯逾越界限，并传递这样的信息：我是不重要的。因此讨好型的人在身体上很容易出现消化道不适、胃病、糖尿病、偏头痛、便秘；在心理上容易出现神经质、忧郁和自杀。

⛵ 情绪点金石

别人对你的态度，是你自己教会的。丫丫没有得到过真正的爱，也不懂得关系的互动与边界。爱是彼此的顾念和满足，而不是单腿跪地的一味讨好。一个人如果漠视和忽略自己的价值和感受，并在这个基础上付出，就不要期待得到尊重和回报，相反，付出越多，失去越多。失去的不只是爱，还有尊严。丫丫很爱家，很爱老公，爱孩子，很在乎他们，可是她唯一没有在乎自己，她习惯了以这样的方式去照顾别人，可是，她内心深处的声音在呼喊：我也需要被爱，需要被尊重！学习爱自己是她解救自己的唯一出路。

不放手的妈妈

场景一

A：天啊，都20度了，你怎么还穿两条毛衣?你真这么怕冷？

B翻翻白眼：有一种冷叫作妈妈觉得冷。

场景二

A：走啊，今晚一起去happy！

B闷闷不乐：我妈要我准点回家。

场景三

A：我妈说，过日子就得……我妈说，你应该……我妈说，如果咱们……

B忍无可忍地打断：你妈还说什么了？

有没有中枪或者似曾相识的感觉？都说世上只有妈妈好，有妈的孩子像块宝。为什么宝们却常常惶惶然如丧家犬垂头丧气、心事重重？也许我们轻易就能找到批判对象：母爱缺失或者溺爱，因为这两种错爱辨识度极高，容易滋生孕育离经叛道甚至犯罪，可是我们忽视了，还有一种母爱，常穿着义正词严的外衣，长期作案却不易被察觉，杀伤力严重却极其隐蔽，它的名字叫作"不放手"。

心灵游走

夏日的一天，邱先生再次来咨询。邱先生37岁，未婚，中等身材，衣着干净，进来时面色铁青，透出难以名状的愤怒，坐下来的第一句话就是：我快疯了。

我：发生了什么？让你这样气愤？

他竭力扯了扯脖子上紧扣的衣领，仿佛这样就能让自己呼吸畅快些，然后深深地叹了口气：我妈妈实在是让我受不了。

这是我和邱先生的第14次咨询。记得邱先生第一次来咨询，咨询目标是为了解决和女友分手的痛苦。邱先生谈恋爱有一个模式：和某人开始谈恋爱，一定还会有一个备选的对象，在两个对象之间举棋不定，犹豫很久之后选了一个，如果谈着感觉不好，就开始后悔，在这种不坚定、不努力、不投入的状态下，亲密关系无法再深入下去，可是又不愿意就这样放弃，于是双方彼此纠结着，直到时间长了女方觉得累了离开了，然后他又后悔了。类似这样反反复复的恋爱关系，他有过四段。

邱先生找的女友都有一个共同特点：看上去都很强势，很喜欢安排他的生活，这在热恋初期感觉是被照顾，但是到了一定阶段就感觉成了被控制。他认为自己并不是很喜欢这种强势，但又不知道为什么好像很熟悉这样的味道（这种熟悉的味道是他和妈妈之间关系的投射），很轻易就被吸引，所以又喜欢又不喜欢，又亲近又逃离，总是很纠结。

邱先生3个月大时因为妈妈没有奶水，被奶奶抱回老家，又在1岁左右的时候生了一场病，在医院只有护士陪护，不允许家人陪护，这个事件给他内心造成极度的恐惧和不安全感。这之后，他就被接回到父母身边，他的妈妈也非常自责和担心，放下工作开始全心全意地照顾他，并再也没有让他离开过家。上大学时离家不远，妈妈让他空着宿舍床位，每天晚上回家吃睡，直至成年，这个年近40岁的男人一直和父母生活在一起。

最初邱先生是来解决失恋的痛苦，当他讲到前女友曾经和他妈妈就早上起来他应该穿什么而闹别扭，甚至晚上睡觉不能关门的时候，咨询目标开始转入了母子关系。邱先生每日的生活是这样的：早上起来要穿的衣服由内到外、从头到脚已经备好；上班后到达单位要发短信报个平安；下班后必须回家吃饭，如果加班或者外出活动需要提前打电话报告，晚上睡觉的时候房间不许关

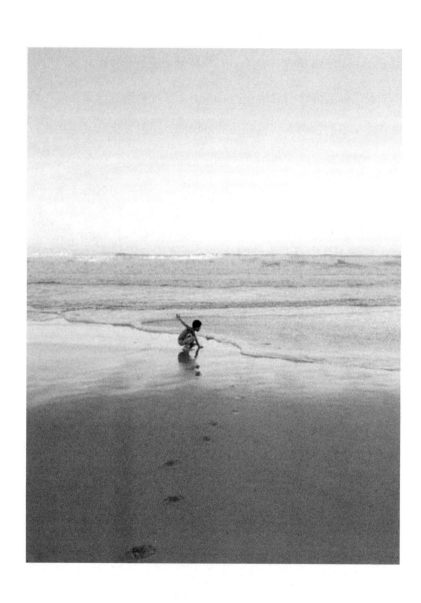

门，因为要方便妈妈随时进来给他盖被子。

邱先生也很苦恼：我也知道自己早已经成人，她不该这样管着我，我也不喜欢这样，可是每次反抗，就招来一堆麻烦和不痛快，我要是敢说不穿她给我搭配的外套，她就能电话短信地给我唠叨一整天。但我还不能把话说太重，她受不了就会在我面前抹眼泪，搞得一家人难受。

邱先生家里有几处房子，完全有条件让他自立门户，交女朋友之后他几次提出要搬出去单独住，妈妈都反对：你身体不好，又不会照顾自己，单独出去住你会生病的。然后仿佛为了印证母亲的英明正确，他还真是经常生病，每年春、秋季换季的时候，都要到医院挂点滴，已经几次患上肺炎，于是搬出去自己住的事情就这么一拖再拖。邱先生像个温室里被过度保护的盆栽，外表光鲜却内里柔弱，从小做妈妈要求的乖孩子，连反抗都不知道该从何做起。

我建议他先从睡觉关上房门开始做起，他也表示要和妈妈好好谈谈，但已经谈了两周了，妈妈用眼泪申诉和孩子般的执拗僵持着，邱先生很是无奈和愤怒，看来这扇毫无界限被强制敞开了多年的房门，在这个不放手的妈妈面前，还真不是一时半会能关上的。

邱先生的妈妈黎女士也是个内心极度没有安全感的人，她在3岁的时候就失去了自己的母亲，从小在家里没有人疼爱，她付出很多也没有人看到、没有人欣赏，然而在婚姻中她找到的老公又是一个非常冷静、不喜表达的人，是一个典型的冷静型人格特质，恰恰缺失的就是情感共鸣，内心很不敏感，对于外界情绪和感受层面的刺激反应比较迟缓、冷淡。爸爸的冷静使得原本就缺少爱和情感抚慰的妈妈，没能得到感情的呼应和支持，于是开始指责和抱怨，可是妈妈越是抱怨，爸爸越是逃离，妈妈童年时期被压抑在内心对于爱的突然丧失的恐惧便幽灵一般钻了出来，它像一个绝望的溺水者，一定要抓住身边的救命稻草，避免体验再次失去的痛苦，她抓不住老公，便死死地抓住儿子。

邱先生无奈感慨：我妈这人看上去柔柔弱弱的，怎么一到我这儿就这么强硬啊。而妈妈表面强硬的力量其实是来自内心深处的不安全，儿子是这个妈妈的生命，妈妈精神慰藉的全部，她认为只有使劲抓住儿子，她才是安全的。然而，随着儿子一天天长大，他的生理呼唤独立，她对儿子衣着饮食、睡眠出行的过度关照，已经严重超出一对母子应有的边界，母子俩又不能很好地认识和厘清爱的边界，就这么糊里糊涂地在越界的母子关系中纠缠共生、冲突频发。

我和邱先生的咨访关系，前前后后、断断续续经历了3年多，将最初的困惑抽丝剥茧，不断地引领他内观，一步步地呈现出问题的源头本质，到转化，再到行动。在整个咨询成长中，我让他看到他自己是独立的个体：你是你自己，你可以为你自己的感受承担责任，你可以为你自己的选择承担责任；妈妈是妈妈，妈妈可以为她自己的感受和命运承担责任；你不用也不需要为她的命运承担责任，也不要试图改变妈妈，你可以改变的、可以驾驭的就是你自己，尊重你自己和妈妈的生命！

现在他已经可以抽离出来反观自己和妈妈的关系，可以在没有情绪的情况下和妈妈表达自己的想法，不再受妈妈情感控制和干扰，坚定而温和地说服妈妈放手，尊重他的私生活和独立空间，最近终于成功地搬出家门自己住，迈出了与妈妈划清爱的边界的第一步。其实当他破除了母亲不放手的爱的圈牢，他就自然破除了禁锢困扰他多年的爱情魔咒。

越界

心灵世界和现实世界一样，地面界线之间有篱笆、标志、墙壁、围栏来标记和划分，人与人、关系与关系之间，也有边界。界线告诉我们什么是我，什么是我的、我应该对什么负责任，也标明什么不是我、什么不是我的、我不应该对什么负责任。具体来说，属于我们的"心理领土"上的"心理财产"包括：情绪、态度、信念、行为、选择、价值观、限制、才能、思想、欲望和爱等。这些都需要我们自己去保护和尽责。举例来说，一个孩子，当他具备摔倒后自己爬起来的能力的时候，为不小心摔倒的疼痛负责并靠自己的力量爬起来就是他的领地，父母的代劳就是跨越了孩子行为的边界，简称越界。

⛵ 情绪点金石

中国是个重亲情和联结但缺乏界线感的社会。这个不放手的妈妈不许37岁的儿子睡觉关上房门的举止看似夸张、难以理喻，其实在生活中非常普遍。中国人表明关系亲近时最喜欢说的就是：都是一家人，分什么你的我的！从城市返回农村的人如果把单元楼里家家闭户的做法带回家，把对乡邻敞开几十年的院门关上，就会遭到邻里非议。因为曾经的亲密无间和信任坦荡被打破，他们不能再像走进自家院门一样心无芥蒂，这个关着的院门令他们很不舒服。

边界不清晰的人，往往会以爱的名义理直气壮地侵入别人的领地，对别人的反抗怒不可遏。而我们的邱妈妈正是如此，打着爱的名义，跨越的边界非越俎代庖所能概括，已经严重干扰到儿子的人格独立和与其他女性关系的建立。她要学会的就是放下内心的恐惧和不安全，学习和修炼爱的功课。爱孩子，是最终能让他稳健地走向分离，从而成为一个在身体、情绪、心理、灵魂上完全独立的个体，而不是用无形的手（心理的、情感的）和有形的手（经济的、生活的）去控制他，把孩子当作私人物品牢牢地拴在身边。为了爱，和孩子划清界限吧！

愤怒的小孩

字没写好用橡皮擦不干净，就把作业纸揉碎踩地，嫌橡皮和作业纸不好用；学自行车时摔一跤，就生自行车的气，拿脚使劲踢车子；上课迟到受批评，回家后拿妈妈出气，怪妈妈没有早一点儿叫起床；同学开玩笑随口戏弄一句，就大喊大叫、吹胡子瞪眼睛要动手。家有小孩，人小脾气大，浑身像装满了火药随时就炸，要怎么办？

心灵游走

丁丁，男，12岁，某小学六年级学生，每次考试都是最后几名，因为经常爱发脾气，在同学中没有朋友。近期因为同桌不小心撞坏了他的文具盒就把对方的鼻子打出血，后又与老师发生顶撞，被爸爸打后企图离家出走。妈妈认为问题比较严重前来求助咨询，希望帮助丁丁调整和控制情绪。

寻求尊重：一句话就能让你跳起来？戳到你自尊的死穴了吧

一家三口来到咨询室后，丁丁在一旁不停地拿着沙盘中的道具枪对着道具人物扫描射击，并将沙子弄得到处都是，父母阻止时丁丁不听劝告，反而情绪激动地谩骂并大喊道：如果平时我这样他们早就打我了！今天你们太假了，都是装的！

我明白了孩子是想故意激怒父母，让我看到没有经过礼节颜面修饰的大人真实的样子，于是我温和地拉着丁丁的手看着他，表示能够理解他内心的感受，并耐心等候孩子的情绪慢慢恢复平静。

我：今天爸爸妈妈和你一起过来感觉如何？

丁丁：不喜欢，一会儿他们肯定会说我坏话。

我：当你认为爸爸妈妈会描述一些你的行为时，你在内心里会对自己说什么？

丁丁：烦死了，总是挑我的毛病，谁都欺负我。

我：当你感觉妈妈爸爸挑你毛病的时候，你很烦，因为你希望得到他们的肯定，但很多时候，你感觉不到，因此会有一些失望，对吗？

丁丁：嗯。

我：丁丁的爸爸妈妈，我注意到你们观察丁丁有些地方出了一些状况，比如行为比较活跃，好像情绪控制方面还需要做一些改进。我们注意到这是丁丁的一部分，同时我想还有很大一部分，那就是平时我们很少告诉丁丁，在他身上一直存在着值得我们学习的优点，今天你们愿意与我分享吗？

丁丁抢着回答：他们认为根本就没有！

我：你认为这对爸爸妈妈是一个挑战对吗？那么丁丁的父母，你们愿意接受这个挑战吗？

丁丁的父母齐声表示愿意。

于是我们准备三张白纸。丁丁的父母每个人要写出丁丁的十个优点，丁丁则要写出爸爸妈妈每个人身上的两个优点。十分钟后，三个人都完成了这个作业。

爸爸：丁丁关心小动物，有一次给流浪猫喂食物；丁丁准时起床从来不用爸爸妈妈叫；丁丁很有方向感，很多地方去一次就能找到……

妈妈：丁丁关心父母，当他爸爸不在时，丁丁总是在我干活的时候帮忙，说妈妈我扫地吧，您少干点，别累坏了；丁丁很热心，去年地震，还一个劲地让我多捐点钱……

我观察到整个过程中，平时暴躁不安的丁丁非常安静。当丁丁也表扬完爸爸妈妈后，整个咨询室陷入短暂的沉默，空气中流动的是温馨和触动。

我：丁丁妈妈，我看到您刚才在默默流泪，是什么触动了您的内心呢？

妈妈的声音有点哽咽：孩子得到的肯定太少了，看到孩子学习那么差，脾气那么暴躁，还有那么多问题，我内心里感觉自己特失败，感觉未来一片黑暗……通过这个作业，我感觉其实孩子还是很不错的，虽然学习差，可还是好孩子，因此有了希望，内心也很温暖。

我：这样的感悟，会改变我们对待孩子的方式吗?

妈妈：会让我更有信心处理好和孩子的关系，也多关注孩子的优点。

接下来我对丁丁父母进行了沟通训练，并进行了倾听者和倾诉者的示范，最后进行角色扮演和倾听内容的反馈和核实，父母感觉很有收获。建立了彼此信任的咨询关系后，我提出一个要求，就是要求丁丁父母在未来一年的咨询期间都不能动手打孩子，并形成书面保证，如果发生打孩子的行为，咨询师有权终止咨询。丁丁的父母接受并签署了保证书，表示一定努力做到。

他们再次来访时，我把目标定为帮助丁丁学会控制冲动情绪。

我先给丁丁讲述了一个老人与猴子的故事。当我讲到猴子为了保护老爷爷，不惜牺牲自己，并被狼群吃掉时，我注意到丁丁眼中的泪花。

我：丁丁，你告诉老师，从这个故事中，你感受到了什么？

丁丁：猴子为了回报老爷爷的恩情，连生命都不要了。

我：那么爸爸妈妈对我们那么好，当我们和父母发生冲突时，如果想到父母的爱，我们的脾气是不是能够小一些？

丁丁：嗯，可是他们要是说我，我还是很生气。

我拿出一个气球，递给丁丁：来，我们做个游戏吧！你把它吹起来，吹得越大越好。

丁丁鼓着小腮帮不停地吹，气球突然爆炸了，吓了他一跳。

我：假设气球是我们的身体，愤怒情绪是空气，如果愤怒不加控制，会发生什么？

丁丁：会爆炸。

我：会让我们整个人都失去控制，对吗？失去控制的感觉你喜欢吗？

丁丁摇头：不喜欢，身体非常不舒服。

我：看来这不是处理情绪最好的方式。

我又递给丁丁一个气球，让他把这个气球吹起来后捆扎好。在捆扎的过程中，我注意到丁丁的精细动作不好，系了两次都没有系好，因此情绪有些烦躁。

我：丁丁，假如你能把气球捆好，你是如何做到的呢？第一步你做了什么，之后又发生了什么？

这里我运用了"假如我会"，孩子在这种预设的价值肯定和充分信任中得到了激励，没有像往常一样急躁和放弃，当他通过努力终于做到时，丁丁脸上露出了笑容。

我让丁丁把气球放在地上用脚踩一下，气球又爆炸了。

我：如果我们让愤怒突然爆发，好像对别人、对自己都会造成伤害。

丁丁：嗯，好可怕，又吓了我一跳。

我：我们看到愤怒情绪不加处理，会很危险，我们让它突然爆发，对别人、对自己也会造成伤害，有没有更好的方法，既能安全地处理情绪，又能不伤害自己和我们的家人呢？

我又递给丁丁一个气球，丁丁拿着气球陷入了思考，过了一会儿他开始吹气球，每吹大一点，就小心翼翼地把气稍微放出一点点，反复试探，直到确认安全大小后停止。

我：你这么做有什么发现吗？刚才气球很大了，老师都感觉要爆炸了，可是后来气球却完好无损，老师很好奇，你是怎么做到的呢？

丁丁：我就是很小心地每次把气放出一点点，到后来气放完了，气球就没爆炸。

我欣赏地看着他：这真是一个很重要的发现，如果我们能够运用智慧，就能想出很棒的办法来处理我们的情绪，让我们的情绪安全地得到释放。现在老师让你想一想，假如我们真的很愤怒，你会想出几种办法来处理自己的情绪呢？

丁丁：好几种吧。

我：那你知道天上的彩虹是几种颜色吗？

丁丁：7种？

我：那我们就想出7种方法，让每一个想法都挂在彩虹上，好吗？

丁丁：好。

丁丁一边画彩虹，一边在彩虹的尾巴上写他的方法，方法分别是：当自己愤怒时，出去打篮球；在家里打沙袋；听周杰伦的歌；看书；自己一个人在屋里唱歌；上网玩游戏；找朋友玩；在床上打滚。

我：丁丁你好棒呀，那么有创意，仅仅用了5分钟就想出了8种方法，而且我们的彩虹比天上的彩虹还灿烂，因为它多了一种色彩，这真是独一无二的彩虹呀！

丁丁的笑容瞬间变得很灿烂。

孩子的情绪控制不是一朝一夕的，有很长的路要走，需要家庭中每个人互相扶持，互相鼓励。通过咨询，丁丁对自己的情绪控制有自信了，感觉不总是想吵架了，即使吵架后也能坐下来沟通，父母没有再对他动手，对他的表扬多起来，家庭气氛比之前平和，丁丁的情绪也平稳很多，也不那么爱发脾气了，和老师、同学的关系也改善了很多。

游戏治疗

游戏治疗是指以儿童为对象，通过游戏为主要沟通媒介的心理治疗。对于儿童，用语言表达复杂的情绪情感难度较大，游戏才是他们探索关系、描述情感、表达愿望最自然的方式。游戏包括玩具、绘画、音乐、舞蹈、戏剧、运动、诗歌、讲故事等多种表现方式，咨询师会根据每个儿童的具体情况设计适合于他们的游戏内容。其实对于每个用心的家长，都可以根据自己对孩子的了解，尝试学习和运用类似的做法，让孩子在安全、愉快的环境下集中、自主地表露、体验、发泄各种情感，在没有威胁性的环境中反思、领悟，把领悟到的东西内化并应用到现实情境中。

情绪点金石

愤怒无一例外是对自己无能的痛苦。丁丁还小，他无法表达自己遭受压抑和委屈的痛苦，篇幅所限，我们没有展示这一部分：丁丁的家庭中爸爸妈妈都是愤怒的，遇到不满都是用愤怒来表达，妈妈内心非常渴望和爱人能够更亲密地交流，拥有被爱的感觉，当得不到时就指责，而指责却造成了爸爸更加远离，两个人都不满彼此，用疏离暂时压抑了自己的愤怒，但这个愤怒并没有消失，当心中烦躁时，丁丁的错误就成了他们发泄情绪的出口。可以看到可怜的丁丁是多么渴望被父母当作一个有价值的孩子去肯定和尊重！我们可以看到在不尊重的棍棒和训斥面前，孩子是如何的暴躁叛逆；而在温和的接纳和尊重面前，孩子又变得如何柔软、可爱。

Chapter 4

寻求自由：我真的需要一点点空间，
否则我会用你意想不到的方式反击

离家出走的背后

每一个孩子离家出走的原因都是不尽相同的，但是每一个出走背后的无奈都是相同的。这一点其实同样适用于成人：这颗心已经无法在这个空间里自由呼吸了。

心灵游走

李女士，39岁，和丈夫一起来咨询时，仍然沉浸在为孩子出走憔悴的震惊中。

李女士说：孩子前段时间离家出走了，今天我们来就是想咨询孩子离家出走的真正原因，还有我们俩该怎么做？是不是我们也有问题？我觉得我们特别爱孩子，孩子从小一直是我亲自带的，因为我看了很多书，都说小孩小时候不能离开父母，所以我再难都是自己带，可是没想到，问题还是发生了。

呜呜……李女士哭了起来。

寻求自由：我真的需要一点点空间，否则我会用你意想不到的方式反击

我：妈妈欣赏一下自己，今天能带着问题，愿意和爸爸两个人一起来面对，这本身就说明你们是在一起的。说说看，发生了什么？孩子回来了吗？

李：嗯，回来了，但是不愿意和我们沟通。儿子14岁，上初中二年级，其实他小学期间学习特别好，以优异的成绩考上了××附中（某著名的重点中学），那时候他是我们全家的骄傲。自从进入这所重点中学之后，学校的学习非常紧张，他们班是个快班，孩子都个顶个的聪明，每次考试他都是中不溜。学校竞争也很激烈，他的课余时间就被消耗在功课作业上，感觉不像小学那么快乐、自信了，天天都闷闷的。老师主要的任务就是抓学习，只要学生学习成绩下降，老师首先就是找家长，我们夫妻俩经常接到班主任的字条和手机短信要求见家长，搞得我们焦头烂额。

李女士露出痛苦的表情：其实我们比老师更着急，我们已经管得很严了。我们家是严禁看电视、玩电脑和手机游戏的。他是个听话的孩子，别看他只有14岁，已经是业余五段的围棋选手了，但为了让他专心学习，我把他下围棋的时间也取消了，开始他是有情绪，也和我们吵过，但最后还是听从了……

李女士哽咽了：我万万没有想到他会离家出走，真担心他会再做点什么，我现在已经不知道该怎么办了。

李女士继续说：我们俩工作都很忙，事业又都属于上升期，几乎没有时间坐下来和孩子谈心，除了监督他学习，其他就很少过问。这两年孩子脾气越来越躁，成绩开始下降，有时候孩子不能控制自己情绪，爸爸还会打他。我们俩因为打孩子也经常吵架，他打孩子我就心疼，有时候孩子表现不好我也会动手打孩子，打完了我又后悔。

见李女士伤心地哭泣，陈先生也不好受，安抚了妻子几句。李女士扭头转向丈夫陈先生："其实现在想想，这孩子除了学习，在家里没有一丝丝自由，他还是个孩子啊，你还逼着他补数学，你早就知道我们对孩子管教的方式太严，这是孩子出走的真正原因。"

陈先生没有料到妻子会将苗头转向自己，愣了一下：我不知道你这样想。

李女士提高音调：你早就知道，不要装糊涂！

陈先生也沉不住气了：谁知道你心里在想什么？我在家的时间比你少，不都是你在管教？

俩人陷入了难堪的沉默。

我：陈先生，我注意到你进门后把自己的椅子搬得离你妻子很远，我很好奇，是不是这样坐会舒服一些呢？

陈先生：没别的意思，就是很自然地挪一下。

寻求自由：我真的需要一点点空间，否则我会用你意想不到的方式反击

我看向李女士：你对你们之间这样的距离有什么感觉吗？

李女士：会有些不舒服，他在家里也愿意自己一个人待着，更多的时候我和孩子在一起，时间长了就习惯了。

我：这种不舒服你能描述一下吗？

李女士：感觉自己不被重视，自己对家里的付出得不到肯定。

我：当你感觉不被肯定和重视时，你会有情绪吗？

李女士：会委屈，也会愤怒……

我：那你如何处理自己的情绪呢？

李女士：压着火，努力忍着，我知道他工作很辛苦，压力也很大。

我：压着火，忍着？这意味着什么呢？

李女士：忍不住的时候就会打孩子，尤其是看到孩子成绩下降或者接到老师短信时候，我这火就更大。

我：我注意到，你说孩子还是很努力、很懂事的，有没有可能，孩子的表现并不值得你发那么大的火？你思考一下，这个火气更多的应该指向谁？

李女士：也许是我爱人。

我：那你的火气朝向孩子时，孩子会怎么样？

李女士：孩子会不服气，会和我对喊，和我闹情绪。

我：这时孩子爸爸在哪里？

李女士：看书或者看电视。

我看向陈先生：是这样吗？

陈先生迟疑了一下：是，我是希望她自己处理她和孩子之间的冲突。

我：如果他们之间不能停止，你会如何做？

陈先生：孩子实在太过分，我会动手打他，很多时候如果不动手，事情就不能解决。

我：当你动手时，你爱人会做什么？

陈先生：她拉着我，不让打，好像是我要打孩子，与她无关似的。

我：你感觉自己很无辜，你只是希望帮爱人解决冲突，却弄得自己像个恶人，而且还里外不是人，是这样吗？

陈先生：当然了，就是这样。

我看着李女士：您知道爱人的感受吗，他并不想动手打孩子，只是想帮你解围，最后自己却成了孤家寡人。

李女士：我打孩子可以，但是他打不可以，那样我会更心疼。本来我打孩子已经很愧疚了，你还帮着打，那不行，不过，他是因为支持我才那样做的，感觉他也挺为难的。

李女士把头转向先生：那你应该把你的想法告诉我。

寻求自由：我真的需要一点点空间，否则我会用你意想不到的方式反击

陈先生露出无奈的表情。

我：那你希望他用什么方式处理你们的冲突，并表示对你的支持呢？

李女士：我希望他劝劝我，或者让我们分开，彼此冷静一下。

我：那你现在能告诉他你真正的想法吗？

李女士转向先生：我只是希望在我和孩子冲突严重时，你把我们劝开，或者暂时分开，彼此冷静一下。

陈先生：我知道了，看你和孩子冲突那么厉害，我当时认为只有那么处理才会停止，下次我尝试一下。

我：当你们能够坦诚面对彼此的想法，用彼此都能接受的方式交流，会为你们的关系带来怎样的不同呢？

李女士：就会理解对方的想法并减少彼此的误会。

我：那是什么限制了你们的坦诚交流呢？

陈先生：她说话总是指责人，我不想和她吵架，所以离她远点，免得生气。

李女士：因为我和他说话，他总是表现得心不在焉，我觉得他根本就不尊重我，所以我说话才会比较急。

我：那如果孩子爸爸能够耐心地听你说话，你愿意改变你的说话方式吗？

李女士：愿意。

李女士希望和爱人能够有更亲密的交流，也希望在身体上更亲近，拥有被爱、被支持、被重视的感觉，当孩子爸爸由于某些原因暂时不能满足她的需求时，她就开始指责，而这种指责的方式却让陈先生为了逃避而更加远离她。同样，李女士日常和孩子沟通的姿态也是指责型，当她对孩子有所期待和要求，孩子暂时不能达到她的要求时，她在丈夫那儿没有得到宣泄的情绪变成了加强版被指责给了孩子。可怜的孩子被冠上了"听话、懂事"的乖乖儿，在家里没有自由表达和选择的空间，加上在校园里带来的学习压力，他无处可逃，最终选择了"离家出走"。

孩子在父母各种"指责和要求"编织的夹缝中艰难呼吸，当然他们更向往"外面自由的天空"。

父母仅仅意识到这一点还不够，一个健康的家庭给到孩子最好的礼物就是"和谐的夫妻关系"。"和谐的夫妻关系"首要做的便是"有效的沟通"，要坦诚交流、一致表达，让家庭重新获得平衡。

如何一致性表达？我给夫妻俩举例让他们再三练习体会。

李女士在反省、内疚的同时，有对自己的不满，对丈夫的不满，当她无法承受这种情绪时，她很自然地对丈夫说了一句"你早就知道我们对孩子管教的方式太严，这是孩子出走的真正原因"。但这对陈先生来说，就是一句严厉的埋怨、责怪，甚至是攻击，很自然地，两人陷入不快。

这句埋怨背后的感受、期待、渴望被情绪卡住了，内心真实的想法和建议也被情绪阻碍了，导致交流无法顺畅地进行。因此，一致性沟通的前提必须是"稳定的情绪"。

在平静情绪的基础上，做一致性表达：

第一，当我看到……听到……的时候……

用我的五感（眼、耳、鼻、舌、身）陈述事件。

第二，我感到（我的感受）……

表达感受（喜、怒、惊、恐、悲、惧、忧等）。

第三，我的想法……

只表达真实的想法，不评判、不指责。

第四，我决定……请求……期望……

为了示范得更清晰，我添加了更多的解释、建议，所以高清版的"一致性"：当我知道咱们孩子离家出走的时候，我感到特别震惊和害怕，我想可能我们对孩子管教过于严厉了，没有给孩子自由，孩子除了学习就是学习，即使是下围棋还要拿奖，我们太忽略孩子的感受了。我还经常发脾气，我是希望以后你能多陪陪孩子，不要总是一个人在那儿看书，我们能在教育孩子上达成一致，多陪他去看看电影，打打羽毛球，鼓励他出去和同学们一起参加活动等。

缩减版的就是：孩子这次离家，对我打击特别大，我特别难过，我想是我们管教太严了，我希望我们俩能坐下来聊聊看看怎么一起改进。

这样，话题自然而然地就会开展下去。

当我们懂得如何表达自己的"亲密需求"，对方也愿意满足或者接受"亲密需求"，彼此的信任建立了，心中愤怒的火种就会渐渐熄灭，家里边紧张的关系就会得到缓解，家庭的三角形关系就会自然流动。

一致性表达（沟通）

萨提亚模式的四种沟通应对姿态：指责、讨好、超理智、打岔，这些都是我们在与外界沟通时，压力状态下出现的紧张、恐惧、不安全、不被认可、不被重视的情绪，自动化反应的防卫方式，这些叫作"不一致的沟通方式"。如果我们允许"直接表达我们的情绪、感受、想法、期待，同时带着好奇心和同理心关注对方的内心世界，有效的一致性沟通就产生了"。

有两个要点，一是，我们需要认真审视对方的真实意图，而不是他们所表现出来的反应性行为。比如有人遭遇冷落后会发火，愤怒是表面的，内心真实的意图是需要爱。一致性表达要同时关注到"自己、他人和情景"，做出最适合的回应。二是，在某些特殊的情景下，也需要我们利用不一致的姿态与他人沟通。比如，当我们因上班迟到而被领导批评时，尽管我们内心的真实感受是非常的不痛快，但在与领导沟通时，我们就需要考虑到情景的要求，带着觉知用讨好的姿态与之沟通，同时考虑到他人的感受而自愿作出妥协，就不会影响到自我的高自尊。

情绪点金石

无论什么类型、什么年龄的孩子离家出走，出走各有各的理由和不幸，但不出走的幸福一定是相同的。家庭成员之间的关系是和谐亲密、信任可靠的，彼此的距离是相互支持并自由可控的，正当、合理的需求是通过沟通、协商来满足的，孩子生活其间就会像鱼儿在水中怡然自乐。此理同样适用于成人。要想营造平衡自由的氛围，父母要做到管教而不是管束，暂停而不是压制，引领而不是命令，陪伴而不是监控，这个度的把握有多难？正如文中举例，细致如一句话的打造和训练，沟通效果天差地别。所以，为人父母，其实是最难的职业。好的父母是需要学习的，学习的第一步，从"一致性沟通"开始吧！

选择困难症

据说，一款名为"甭纠结"的手机APP风靡网络，用户只需将眼下正在纠结的问题发送出来，即可获得陌生网友的投票和建议，帮助用户快速做出决定。是买红色包包还是白色包包？圣诞节是给老婆买礼物还是不买礼物？中午是吃鱼香茄子还是咖喱牛肉？这次聚会是去还是不去？生活中有那么多的选择题，让人代答？治标不治本啊。

心灵游走

月敏，80后，静慧的老学员，经常在下班后或者闲余时来参加各种沙龙和培训。她总是带着浅浅的笑容，轻盈而安静。每次沙龙，她总是悄无声息地坐在角落，生怕打扰到谁似的。这天，她气色很差地来找我。

月敏：最近总失眠，头疼得厉害，有件事虽然过去了，但还是常常想起来。前段时间我辞职，想利用这段时间修养身体和学点自己想学的东西。可是我刚一辞职，就有猎头给我电话，我出于好奇，就去看了看。是到某家教育机构做培训师，主要工作是在陪伴和训练过程中，观察孩子有什么问题，然后和家长做沟通。因为他们对我比较看重，给我的薪资待遇还不错，而且工作模式比较新颖，比较吸引我，但是他们周六日要上班，而我周日报了研究生课程，时间上有冲突。后来我去跟他们商量周日能否不上班，我去之前已经做好决定了，如果他们不答应这个条件，我就不去了，结果他们没答应……虽然决定做完了，但是我心里还是有一点纠结，毕竟给的钱不少，感觉好像到手的鸭子不要了，觉得舍不得。我知道自己是贪了，虽然知道，但还是想贪。

月敏不好意思地笑了，我也理解地笑了笑。

月敏：按说不上班了可以睡懒觉，我也挺高兴的，但我总想着那个工作，然后心里有说不出来的感觉……

我：不舒服？

月敏：嗯，对我来说，它可以挑战我一直想尝试挑战自我的部分。虽然我没有很大把握，但还是很渴望；可是如果我放弃周日的课程，就会影响我的学业和毕业的时间……

我静静地等待着这个陷入纠结和沉思中的姑娘，过了一会儿才问：那除了这件事情，你还有其他做了决定之后会后悔的

寻求自由：我真的需要一点点空间，否则我会用你意想不到的方式反击

事吗？

月敏：有，经常会有。

我：经常会有。比如？

月敏：大学毕业的时候，当时可以保研，但同时我又特别想赶快上班，上班就能挣钱了，然后就把保研的机会放弃了。当我男朋友知道的时候，他还挺不理解的，还特意帮我找老师，想帮我恢复保研的机会。他对我一再说，你可不要后悔啊！ 我当时是比较坚定的，但是后来我后悔了，只是我又不能跟他说，只能自己后悔。这是一件让我印象比较深刻的事。

月敏说到这儿，仿佛发现了新大陆,开启自动搜寻模式: 好像我经常会遇到这种事，无论是大事还是小事，只要是做决定，就会纠结，陷在这里……而且我发现我做决定时会有依赖，有点像大家说的选择困难症，比如出去和朋友点餐，我不点，让朋友点，朋友翻来覆去选半天，我又说不行。其实我心里是有决定的，但我说不出来，我就想让别人说出来，我怕我点了，万一不好吃，把钱给浪费了……

我：我听到很多跟"钱"有关的词，能说说你对钱的看法吗？

月敏还沉浸在发现自己选择困难的纠结中，一时反应不过来，愣了一下：钱？

我：你看，你说到现在的择业纠结，提到工资不低，感觉放弃了可惜，就像到嘴里的鸭子飞了；然后是保研，你提到放弃保研，早点工作是为了赚钱……包括你不愿选择点菜，因为担心没点好就浪费钱……

月敏点点头，慢慢咀嚼、回味：嗯，好像是这样……我觉得钱不是最重要的，不过没钱是万万不能的，但是我不是为钱而活的……至少，我不会像我妈那样，她是那种特别看重钱，特别特别省的人，无论买什么东西、做什么事情，她都要问一句：要钱吗？要多少钱？所以我小的时候，她要是带我出门，问我要不要买什么东西，我都肯定会说，我不要，她表面会对别人说，看这孩子多傻，都不知道要个东西！但其实我明白她心里美着呢！所以打小他们都说我特别懂事。

我：嗯，那个时候，小小的月敏，不是不想要，只是因为知道妈妈想省钱，所以你才不要，只要妈妈开心，你就开心？

月敏：也不是，其实，我是不开心的，因为我想要。可是我知道如果我不要，她是开心的，我是安全的，如果我要了，就不好说了，我妈妈那个人脾气很大，而且阴晴不定，有时候还有点歇斯底里，小的时候对我管得很严厉。

我：怎么严厉？会怎么样呢？

月敏：说不上非打即骂，但是也是打骂得很多。我记得我上

寻求自由：我真的需要一点点空间，否则我会用你意想不到的方式反击

学这么多年，从来都是回家就写作业，从来也没有说不交作业或者晚交作业。就是因为有一次暑假，我记得特别清楚，我光顾着玩了，第二天要上学了，我半夜还在补作业，她都睡一觉起来了，发现我没完成作业，气得当时就把我的作业本扔到地上，然后一边狠狠地骂：让你贪玩不知道写作业，让你不长记性，一边揪着我的头就往书桌上猛磕。打完了又让我继续补作业，我是痛哭着写完的。

我看着眼角泛着泪光的月敏：那时候，你多大？

月敏轻声：一二年级吧。

我：什么感觉呢？

月敏：有点心酸。那时候就是常常会怀疑她是不是我亲妈……她就像一个监视我的摄像头，随时随地跟着我，什么她都管，大事儿小事儿都要干预，所有的事情我基本上没有自由选择的机会，就算平时买一支笔、买一个本子她都要过问，偶尔我自己给自己买一本书，不合她的意，她就会大发雷霆，把我的书撕了，扔到地上。所以从小，我回家都会小心翼翼地先看她脸色，看她今天高兴不高兴，生怕自己做错什么，怕惹到她，不知道会发生什么……

我静静地看着月敏，连哭泣都那么小心翼翼，看着她抬起泪眼：所以我从小就渴望自由自在地生活，考大学就想着离家远远的，再也不要她这样管着我，我要自由，我要自己选择自己的生活！

我：现在她还那样吗？你们的关系怎样了？

月敏：以前我每次放假回家，在家待三天以上就会被她管烦，就得吵架。现在我爸妈都退休了，我觉得可能是我这些年自己成长了，也可能是她年龄大了，脾气也变了很多，可能觉得我也大了，也不怎么管我了。我妈前一段还来我这儿住了三个星期，感觉在一起比以前要好很多了。

我引导月敏安静下来，看到她现在的样子，并不是不知道该怎么选择，而是不想选择。其实和小时候的不要东西一样，如果不选择，妈妈是开心的，她是安全的；如果选择了，妈妈会生气，后果很严重，或者，即使不生气，她无法预测后果，妈妈不确定的情绪是让人害怕和不安全的，所以她宁愿不选择。

我必须帮月敏意识到，那个曾经小心翼翼、怕出错的月敏，那个懂事的、担心妈妈生气的月敏，受过委屈，受过压抑，但是，那只是曾经的她、曾经的妈妈，一切都过去了。现在她长大了，事过境迁，情境变换了，两个人的能量变化了。现在的她30岁了，她完全有能力自主地承担选择的后果和责任了，她不需要再逃避选择了，更不需要依赖别人。

在用情绪四步法帮月敏转化的过程中，我让她看到，其实她是一个很清楚自己的理想和目标的人，一个很有主见的人，一个很会判断的人，也是一个很会选择的人。曾经，为了保护她自己，她的"不选择"就是一种最好的选择。

她终于自由了，而这个自由，是从心里对自己享有自由选择能力的认可，就像一个被关了几十年的犯人，如果有一天牢门打开，他通常不是迅速往外奔跑，放手恣意去享受自由，而是需要一个慢慢地探索和界定的过程，他需要一点一点地确认：哦，这个事情我以前不能做，现在可以了！

选择困难症

人生能有选择，本来是一件好事，可是对有些人来讲，就是一种痛苦，一种折磨，月敏便是其中的一个。有选择困难症的人面对选择时会异常艰难，惊慌失措，汗流浃背，特别是面对影响重大的抉择，会犹豫徘徊甚至焦虑、抑郁，无法正常作出让自己满意的选择，导致对选择产生某种程度上的恐惧。而这份恐惧背后，是不自信和逃避责任的心理，是缺乏自立意识，害怕失败，不愿面对和承担不利的结果的状况。

⛵ 情绪点金石

选择是一种能力，选择困难的人，没有真正地享受过自由。自由的体现是自主，就是自己做自己的主人，主人就得为自己的各种选择承担所有的人生责任，这个责任包括困难、麻烦、错误、失败、被误解、被羞辱以及各种严重可怕的后果，与自己的感觉、利益、尊严、价值和生死存亡相关联。但凡有一样是自己难以承受的，我们都可能想要逃避，而逃避责任的捷径是逃避选择。月敏想要自由的生活，先要拥有选择自由的能力，说白了，就是能够承担选择自由的后果。

对策是首先要了解自己，进而管理自己，坚定地接受一种选择。当面临选择困难时，可以尝试着只选择其中一项选择，不论对错，也不去考虑更多，只坚定这一选择。当选择完成后，不要后悔，也不要作任何对比，相信自己的选择是最好的，不要用不满变相地折磨自己，并逃避面对事实。通常可以从改善自己的亲密关系以及学会自我欣赏开始。因为亲密关系的改善和安全感的增强，都可以缓和选择障碍的问题。

花心大萝卜

花心的背后，也许只是无法挣脱的梦魇，他要拼命逃离，才可以不回到那个把他捆得五花大绑、结结实实，囚禁到无法呼吸的地方，只是他不曾觉察，对束缚的恐惧以及对自由的渴盼让他逃离得太远，他迷路了。

心灵游走

安先生47岁，称得上成功人士，个子不高，小眼睛，白净、儒雅的外表，举手投足很有感染力，敛藏着一股说不清、道不明，却能清晰感受到的散漫、洒脱，让人不由得好奇他如何把严谨文雅和玩世不恭集于一身。安先生来咨询就是想做自我了解，想知道自己为什么爱不起来。

安先生：别人都说我很花心，还说我闷骚，听了让人心烦。我身边总是有很多女人，有时候我可以同时和几个女人交往……

我有过一次婚姻，36岁那年离的婚，当年离婚也是因为我外面有女人。离婚以后，我觉得我终于自由了。现在想起来，那段婚姻是青涩的，那时候我什么都不懂，我和前妻是大学同学，也是第一次恋爱，大学毕业稀里糊涂地就结婚了，结婚以后发现我们两个家庭有太多不一样，我是在军人家庭长大，在家里我是最小，她家是农村的，她在家是老大。大学时候宿舍条件不是很好，每次都要到另外一栋楼的水房去打水，打水都是限时的，我们都要提前把暖瓶排好位置，放学抢着往前跑，我每次都是最不能抢的那个，那时候我的自理能力特别不好，也就是那时候认识了我的前妻，我的水都是她帮我打，就是那时候起我特别地依赖她，她很会照顾人。大学毕业后，我们家通过关系把她留在了北京工作。结婚不久她就怀孕了……

　　说到这里，安先生停顿了一下，有些不安和紧张。过了一会儿，他接着说：在她怀孕的时候，我和其他女人有了关系，那是我公司的小女孩，就是一次和客户吃饭，大家都喝了点酒，也不知道怎么的就和那个女孩发生了一切，其实我也没那么喜欢她，第二天大家彼此都很不好意思，但谁也没说什么，事情就这么过去了，开始我还觉得很对不起我前妻，因为在家里前妻就像我妈一样。前妻性格有点大大咧咧，她特别像我妈，总是唠唠叨叨，一件事情说起来就没完，有的时候说话还特别刺人，但是生活中

寻求自由：我真的需要一点点空间，否则我会用你意想不到的方式反击

她也很照顾我。

安先生说到这里，停了下来，似乎感觉到了什么。

我说：你想到了什么？

安先生接着说：我突然想起我的妈妈，我小时候是在部队大院长大的，我有两个姐姐，小时候我是那种比较乖的男孩，我妈什么事情都帮我做了，我从小学习成绩还不错，所以回家我什么都不用做，只要我学习，全家人都会给我让路。

说到这里，安先生有点小得意：两个姐姐比我大分别3岁和5岁，从小也比较让我，我也挺能讨她俩高兴……跟屁虫？倒也不是，我小一点被她们带着玩，大一点，好像上小学了吧，就开始不愿意和她俩玩，她们玩女孩子的游戏，玩不到一起啊，现在想想，我小时候其实挺孤单的，家里对孩子管得特别严，我妈嫌院子里那帮孩子太淘，怕我们跟着学坏，都不怎么让我们出去玩。记忆中我妈把门看着，两个姐姐挨着脑袋在屋子这边画画剪剪的，就剩我一个人趴着窗户看树上的蚂蚁……

他黯然沉浸了一会儿，接着说：因为家里就我这么一个男孩，我爸妈特别希望我能为他们争脸，特别是我爸爸，他是军人，小时候就觉得他不苟言笑，特别严肃，对我的要求特别高，记忆中我爸好像没抱过我，我要是做错了一点事，就好像是天大的事情，会得到比一般孩子严厉几倍的惩罚。记得在我11岁那年和几个小伙伴上菜园子偷了几根黄瓜，被他知道后就用皮带捆着打了一顿，身上红肿了好长一段时间……我好像到现在都有点怕他。父亲从来没有夸奖或肯定过我，我曾努力去表现自己来赢得父亲的赞赏，但结果是，我考了第一名父亲也没有任何表扬和鼓励的话，就只是说一句："这还像个样子。"

安先生的表情仿佛重新感受到童年的压抑，情不自禁地做了个深缓的呼吸。

我：爸爸妈妈对你的期待是？

他：嗨，我爸当然是希望我有出息了，考上个好大学，或者上军校，因为我爸当年就是凭着自己的努力干上去的，他当然是希望我能像他那样。我妈？她就是盼着我规规矩矩，最好和我姐一样懂事听话，天天跟看犯人似的看着我，她好像生怕我做点出格的事情，虽然我在生活上依赖我妈，但是感情上和她始终不那么亲，我有话宁愿和我姐说。高中那段，学习压力大，回家一看到我妈张嘴说话我就烦，那时候就想着赶紧考出去，就能自由了。

安先生继续说：现在想想前妻她人很好，可是我就是不明白，我明知道她人很好，可我还是不能和她很亲密，尤其是我们有了女儿以后，我们的关系更加恶化，可能家务杂事也多了，她变得很烦躁，我也变得很烦躁，那时候我唯一能做的就是下班后

寻求自由：我真的需要一点点空间，否则我会用你意想不到的方式反击

晚回家，能晚下班就晚下班，能出去应酬就出去应酬，就这样，我们吵架越来越多、越来越严重了，直到后来另外一个女人出现，改变了我所有的生活。她叫淡淡，也是有家的人，淡淡性格特别活泼开朗，笑起来挺好看，是我们公司设备的供应商，人特别能干。淡淡当时结婚3年了，她和老公是两地生活，她一个人在北京工作，我们经常在一起吃饭、聊天，我就是很喜欢她的开朗、干练，慢慢地，我发现我爱上她了，最终因为这些我和前妻离婚了。当时我和淡淡说好了，我离婚后，她也离婚，然后我们结婚，后来她倒是也离婚了，可是……

　　说到这里，安先生停住了，头低着，眼睛有些湿润，他长吁了一口气，颓然地发了一会儿呆，摇了摇头：可是我发现当我们好不容易能在一起，当我搂着她的时候，感觉没那么投入了，我也说不清……是因为感觉她其实没那么好？没有完全舍弃对前妻的依赖？还是没有想清楚很多事？在我犹豫不决的时候，两人开始彼此怀疑，渐渐就淡了。没过多久，她又和她老公复婚了，因为她老公是个公务员，准备提拔当领导，如果和老婆离婚会影响他的前途……说到这里，安先生深深地叹了一口气，似是无奈，但也似乎放下了什么。

　　安先生说，这段婚姻和婚外情给自己带来很大的影响，很茫然，不知道自己到底想要什么，觉得自己很失败，那时候经常喝酒，喝完酒还开车，结果被罚款吊销驾驶证，内心极度焦虑，经常失眠，和女人发生性关系好像抽烟、喝酒一样，只是当时一时的需要，感觉很迫切、很渴望，就让自己发生了，但是每次结束完就觉得心里很空，什么都没留下，甚至感觉比没有发生更糟，觉得自己并没有真心投入，有很深的负罪和愧疚，当时的快感和满足顿时大打折扣，甚至陷入更深度的空虚、焦躁。

花心的背后，是痛苦的纠结。一个人和他的原生家庭有着千丝万缕的联系，这种联系有可能影响他的一生。童年的安先生，一面是妈妈的严密看护，一面是爸爸的严厉批评，孩子幼小的心灵里，无法分清对与错、好与坏，他需要爱的照顾的同时，本能地也需要自我探索，而所谓孩子的叛逆——反抗、攻击等行为正是孩子自我成长，自我探索的一种，如果遭遇外界强行压制，越压制越极端，越压制越反弹。举例说，偷菜也是反抗行为的一种，父母当然要加以管教和修正，但是如何管教很重要，孩子在偷菜被捉时本就愧疚，如果父母能看到孩子行为背后成长的动力，给予一定的理解，然后正面直接地表明态度和立场，教会孩子今后该如何正确获取想要物品，给予信任，孩子自然就会改变，如果被父母们冠上大逆不道的罪名，无限放大，甚至大打一顿，孩子心底会留下一块疤。安先生正是如此，幼小懵懂的

寻求自由：我真的需要一点点空间，否则我会用你意想不到的方式反击

他当时没有力量反抗，带着压抑和迷茫，跌跌跄跄、稀里糊涂地上大学、谈恋爱、生活和工作。长大后，他终于有力量反抗了，反抗的方式就是醉生梦死的"花心"和"闷骚"。

童年的孩子们分不清我是谁，我要什么，可是内心真实的灵性的自己又在一次次呐喊：要做自己，要活出自己。

终于，到了47岁，安先生这个看似成人的外表，孩童叛逆的心灵，带着满身的伤痛，开始面对成人的成熟的"自我"，不能再这样浑浑噩噩地生存，要给自己一个交代。

我让安先生逐渐看到，不管是他过去感情世界的不安定、不甘心，还是他现在的怀疑、迷茫甚至自暴自弃，这些阴影都是因为他的内心缺乏爱或者说没有发展出健康地爱的能力，更没有培养出正常的亲密情感能力。一直活在曾经被压抑的孩童心灵里，为了满足自我的渴望——自由、被爱、被认同，便把自己包裹成幽灵式的人物，包装成一个玩世不恭的伪君子。

但是，安先生又是一个善良、热心、孝顺、有创意的人，正是这些特质才让安先生今天有勇气坐在这里，勇于敞开心扉直面自己，因为他要洗心革面再度"重生"！

而一个不爱自己的人，根本接受不了爱，也根本不会爱别人。

所以解决问题的第一步，是承认问题的存在。

有句谎言叫"天下没有不爱孩子的父母"，其实很多时候，父母也是没有得到爱的同命人，他们也不会爱，他们也需要学习怎么去爱。所以要敢于对自己承认，我父母不是圣人，他们确实对我犯了错；我承认我对他们一直有怨气；我承认前面这些事情对我的成长产生了巨大影响；我承认我缺爱，我没有自信，我没有找到自我。我选择正视这些，而不是自我掩盖和逃避。

第二步，面对自己，接受自己，发现自己。

内心的自己不管是好是坏，都要勇敢地去面对、接受它。知道自己过去哪里做得对，哪里做得不对；知道自己优势在哪儿，潜力在哪儿，缺点在哪儿。接下来能做什么，应该怎么做，还需要怎么做。我们只有在接受自己、接受世界的基础上，才有可能真正地去宽恕和改变。

第三步，重新感知并试着爱这个世界。

重新站在更客观的角度思考问题，既体谅别人的难处，也解决自己的苦处。安先生在我的引导下，开始看到，他的妈妈那时候因为爸爸的支持不够，大多数时候要面对独自带三个孩子的压力，甚至一度得了抑郁症，爸爸只是不习惯用语言表达爱……更重要的是，安先生现在已经是一个父亲了，他要完全为自己负责任。造成我们不会爱的原因有很多，但这绝对不能成为我们不去爱的借口。

对安先生来说，对爱和自由的渴盼，无法做到一蹴而就。就好比一个关了几十年的犯人，一旦有一天被释放，一定不是狂野、纵情地享受自由，相反，他需要小心翼翼地试探，一点点重新认知世界，了解自由的规则和边界，逐渐放开，直至完全适应自由。但是努力的方向不能偏离：放下防御，放下假我，做真实的自我，用成熟的人格去接受爱和给予爱。

防御机制

所谓的防御机制，是我们应对自身和世界冲突、保护自身的思考、行为模式。在发展亲密关系时，原生家庭的阴影，伴随成长深入骨髓，而防御机制，就是针对这种阴影发展起来的保护罩。我们选择五花八门的防御套装，如花心、爱不起来、挑花眼、懒得爱、不结婚、晚结婚等，来逃避、隔离、压抑，甚至理智化、合理化：我不是不想结婚，我只是想过不一样的生活，这样就可以避免尴尬或悲哀，享受不承担、不约束的自由。"花心大萝卜"之所以会花心，只是对亲密关系的不信任和自卑。他们是脆弱的，但偏偏还要表现得若无其事。努力支撑坚强的外壳，女人只看到他的强势、他的霸道，却不知道他一直在等着一个会对他说"你有我，放心"的人而已。

情绪点金石

中国传统、保守的家庭中，常把严厉、不带情感的约束和管教视为"爱"的唯一方式，父母常常忽略了孩子本能的"好奇心和创新力"。一个家庭中父亲的功能主要是帮助孩子建立规则、秩序、抗衡、边界、认同、否定等，母亲的功能就是帮助孩子建立安全感、友爱、自由等，让孩子在感受到被拒绝时仍然能感受到父母的爱。

来自关系的伤害，只能在关系中治愈，从付出中感受价值。比如找一个靠谱的朋友，建立一段安全的友谊；比如参加一些慈善组织做义工，学会在付出中、互动中，感受爱、传递爱，最重要的是，你要学会为了感动而正常地哭泣，每哭一次，就是过一关；每哭一次，就是朝着自由的方向迈近一步。

孤独的北漂

孤独是心灵的栖居，孤独是精神、思想的流浪。一个没有精神、没有思想的孤独者，充其量只能算是个寂寞者。每个坚持孤独的北漂者，都任性地、茫然地背对着远方牵挂和守望的亲人。

心灵 游走

春节前的一天，北京的大街小巷空寂了许多，留下的人们不是在家，就是在回家的路上，少数还在忙碌的工作单位，空气中洋溢着胜利大逃亡的游离，咨询室里工作人员也打算收拾物品，关门过节了，此时，却突然走进来了一位不速之客——35岁的兰兰，就这样和静慧开始了缘分之旅。

兰兰坐下后还有点不自在：其实我今天来也不知道要解决什么问题，就是快过年了，心里有一种空空的感觉，很纠结，每年过年我都很烦，不知道该回家还是不回家？唉……

兰兰接下来简单介绍了自己的情况：独自一人在北京做生意。老家有大哥和姐姐，大哥比她大10岁，姐姐比她大5岁，父母在她25岁时候因病去世了。自己来北京已经有10年，打拼下来也算小有成就，有自己的公司，但是并不觉得快乐。

兰兰自言自语：总觉得自己好像在逃避什么，但又说不清楚是什么，所以这些年也没有成家，一个人就是忙于工作，忙于自己的生意……

我：你想妈妈、爸爸了？

兰兰：嗨，妈妈、爸爸已经走了十几年了，想肯定是想啊，不过也没什么了，都过去了！小时候我在家里最小，妈妈爸爸都是最宠我了，所以我比较任性、固执。小时候爸妈经常吵架，爸爸是个工作狂，很少顾及家里，现在想想也许妈妈太需要爱了，可是爸爸总是没有给到妈妈，所以才会吵。直到他们去世后，我才知道他们年轻的时候是师生恋，其实他们彼此是很恩爱的。妈妈去世后，爸爸由于思念过度，一年后也追随妈妈而去。现在想想这些，我都特别为他们感到骄傲！

说到这里，兰兰涌出悲伤的泪水：但是这些，都是妈妈爸爸去世后我才知道的，在我的家里，我好像什么都不知道，好像也不用知道，在哥哥、姐姐眼里，我就是小孩子，永远长不大的孩子。唉……

　　兰兰欲言又止，有些无奈，带着复杂的情绪，似困惑、纠结、矛盾、失落、茫然……

　　沉默半晌后，她张了张嘴，又闭上了。

　　我感受到她内心强大的倾诉和强大的防御在对抗，就建议道：这样好吗？你看我们这里的沙柜上面有很多小玩具，你可以在这个沙箱里，随意摆放一些小玩意，然后我们一起玩个游戏吧。

　　兰兰迟疑了一下，慢慢地站起身走到沙具前，开始有意无意地拿出一些小沙具攥在手里，沉思一会儿，她开始往沙盘上摆……最后呈现在我们眼前的沙盘，兰兰给它取了个名字叫"故乡"。

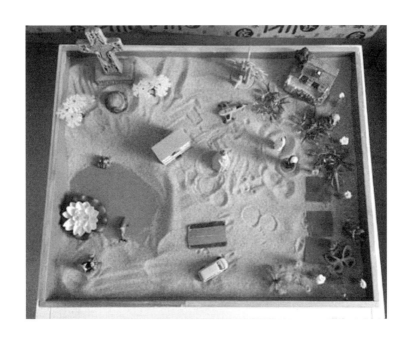

在这盘沙游中能感受到兰兰的巨大能量，这份能量似乎是对已故父母的悲痛思念激发、转化的力量。

兰兰说：我是10岁那年随父亲工作调动搬进城市里住，记得小时候家里后院300米外有一处地下水渠，我们经常到那里洗衣服，和伙伴们摸鱼、摸蛤蟆等，觉得那时候特别快乐。

言语中，她下意识地看向沙盘中间的粉色公主。

我：在这里哪个是你呢？

兰兰指着中间穿着粉色衣裙、看似高傲的公主：这个是我。

我：看着她有什么感觉？

兰兰：她很孤独，她在看着远处的家乡。

沉思了一会儿，兰兰接着说：嗯，她还在看着大哥、大姐，好像有些犹豫，又好像在对抗。

我指着那个粉色公主说：她好像在对视着姐姐。

兰兰：是，因为她特别不喜欢姐姐……

她想了想，又摇头：也不是不喜欢，就是觉得姐姐特别强势，姐姐总是欺负她。

我：我很好奇，姐姐是怎么欺负你的呢？

兰兰：也说不好，也不是什么欺负，但就是很别扭，其实姐姐对我也很好，反正就是很矛盾。姐姐比我大5岁，小时候我总是和她吵架。妈妈总说我比姐姐聪明，可能我有妈妈撑腰，所以

寻求自由：我真的需要一点点空间，否则我会用你意想不到的方式反击

小时候和姐姐吵架我总是不示弱，但是她也从来不让我，因为她有哥哥撑腰，她又觉得她是姐姐，加上我们家庭里一直有"长幼有序，尊卑礼让"的老夫子教育，使得我这个最小的小疙瘩，受了不少委屈……

兰兰打开了话匣子：小时候我是登不了大雅之堂的，比如，家里来了客人吃饭，他们都可以上桌吃饭，唯独我不能，妈妈、爸爸也会对我哥哥、姐姐说：去去去，给你妹妹拿点好吃的上一边吃去，吃完快上学去……虽然有时候姐姐也会和我一起吃，但是多数时候，在他们眼里，我只是个小宠物，高兴的时候逗个乐子，重要的场合我在不在场都是不重要的。记得在妈妈病重的时候，我在外上学，哥哥姐姐是最后一个告诉我的，我当时哭着说你们怎么不早告诉我呢？姐姐说，告诉你有什么用，你个小孩知道啥？

兰兰压抑着的不仅是悲伤，更是一份渴望自由的尊严：这句话，我记了这么多年……

我：所以你觉得特别矛盾，一方面觉得家里妈妈爸爸、哥哥姐姐都是这样爱着自己，可是另一方面又觉得他们不爱你，也不懂你，是吗？

兰兰：是啊，自从妈妈爸爸去世以后，我就从家乡出来了，当年我本来有很好的工作，但我都放弃了，为此，大哥还和我大吼了一顿，说我不听话。我也不知道为什么，我就是想离开那里，离他们越远越好。

我：这样你就自由了是吗？

兰兰：嗯，是的、是的。我就是不想被他们控制，我明明知道他们也是疼我的，可是我就是不喜欢他们和我说话的语气、样子。尤其是姐姐，好像我永远都说不了什么让他们觉得可以欣赏、重视的话。这些年，我一个人在外面，姐姐也经常给我邮寄些老家的吃的、用的，每次接到这些东西我都特别心酸。

我：其实你很想念姐姐，也很爱姐姐。

兰兰捂住了脸，抽泣着：其实我特别想他们，尤其是妈妈爸爸不在了以后，我一个人在外面打拼真的很累，也特别想哥哥姐姐，可是一想到回去，我又怕他们唠叨我、管制我。

我：兰兰，其实你今天来咨询的目标就是希望解决和姐姐的关系，也就是想解决怎么和姐姐沟通，希望哥哥姐姐能信任自己，不要再把自己当小孩子。

兰兰：是的，好像就是这样子，我就是希望大哥大姐不要再把我当小孩子，我已经长大了，我可以独立地承担一切了。

我：是啊，兰兰一个人来到北京，凭借自己的能力，创建了自己的公司，有了自己的团队，这些都是你用勤劳、坚持、努力做到的。你做得非常棒，非常好了！

兰兰：可是为什么他们不这么认为？

我：关键是你确认吗？你相信你自己吗？还有你做些什么，才能让你的大哥大姐信任你呢？

兰兰陷入沉思，我带着兰兰慢慢地闭上眼睛，放松身体，用情绪四步法帮助她带着觉知，进入到内心，找到了那个小小的自己，同时也找到她身上内在的优势和力量。

兰兰渐渐明白，她要先相信自己，她都不信任自己，怎么能让别人相信她呢？过去，她的大哥大姐不信任她，总觉得她是个小孩，可是十年过去了，她已经是一株经过风霜雨雪的腊梅，早就能够独自傲然绽放了，只是她仍然带着小小的自己活在过去顽固的阴影里。

我让她看到这些都过去了，并鼓励她回家：独自北漂在外，十几年了，这种不回家，其实是一种任性的对抗，是孩子才有的叛逆和倔强，所以大哥大姐才会这么不放心你啊。如果你拥有成人的自信和成熟，为什么不能坦荡地回家，去和姐姐好好聊聊呢？

我帮助兰兰模拟学习一致性和姐姐沟通："你们以前和我说话的方式我很不喜欢，我很压抑，现在妈妈爸爸不在了，你们就是我最亲的人，其实我很在乎你们，我特别特别地爱你们，就是特别不希望你们用以前的方式对待我，希望你们尊重我，给我自己的空间。谢谢你，我爱你！"

同时提醒她：也许姐姐他们不会变，也许他们还是和以前一样，激动的时候还会指责你，还会和你吼，你能接受吗？

兰兰沉思了一会儿：嗯，是啊，也许他们还是老样子，可是只要我转变了，只要我自己有力量了，让他们看到我变化了，他们不就放心了吗？

春节过后，兰兰带着笑意走进咨询室，这次她迫不及待地和我分享：这是妈妈爸爸去世后，她最开心的一次春节。第一次回家过年，和大哥、大姐团聚，和姐姐做了一次长谈，告诉他们自己这些年在北京是怎么创业、怎么生活的，并告诉他们这些年心里对他们的怨恨和内心的压抑、纠结，真实地表达了自己心中所有的情绪、想法和希望。说完后两人还痛快地抱着哭了一场，姐姐当时就表达了自己的愧疚，因为没有想到自己对妹妹曾经的呵斥和忽视，给了妹妹这么大的阴影。

我问她：什么感觉？

兰兰笑了，大声说：特别的爽！

沙盘游戏

"一沙一世界、一花一天堂。"沙盘游戏作为一种非语言的心理治疗技术，适用于任何年龄，不需要过多的语言的参与，通过沙具和沙，直观、自由、生动地表达自己的无意识世界，可以使来访者的自愈力得以发挥，从而获得治疗与治愈、创造和发展的体验。治疗者运用这项技术，也可以很好地绕开咨询过程中的阻抗，整个过程只需要采取静默的、接纳的、共感理解的、赏识的态度在旁边陪伴着。

情绪点金石

每个人都是孤独地来孤独地走，如果一个人能够带着觉知享受孤独，那将是一份境界。在每个孤独的北漂者背后，也许都有一段辛酸的故事，不管是追求爱、自由，还是追求尊严、价值，这无可厚非，因为理想无可阻挡，但是如果仅仅是为了逃避，为了不知所以然而北漂，这不能不说是一种心病。"解铃还须系铃人"，这心病的治疗，除了自己的成长，也需要亲人的配合。兰兰在学校里品学兼优，成绩优异，又是大队长，有一种自己被重视、被需要的感觉，但是回到家里，家人仅仅只是在物质层面给足了她的需求，一到发表意见和看法的时候，人人都很强势，包括比她年龄大很多的哥哥姐姐，从来没有给予过她发言的机会。这种吃饭不能上桌、商量大事不被想起的经历，其实都严重地戳伤了她的自尊。兰兰的今天，也许可以给很多传统家庭留下一个思考的空间，怎么让家里的亲人，不成为"孤独"的那一个？

Chapter **5**

寻求认同：我就在乎他的评价，
　　　　　再不肯定，我会崩溃

婆媳大战

《麻辣婆媳》《幸福来敲门》《新结婚时代》《双面胶》《媳妇的美好时代》……一部部家庭剧必不可少的精彩看点就在于——婆媳大战。

婆媳大战的根源？从表面看，"一山不容二虎"的宣布主权、婆婆的恋子情结和控制欲、年轻媳妇作为独生子女不会处理人际关系等都可能导致战火频发。然而，看似两个女人之间的战争，却往往和站在背后的男人们不无干系。

心灵游走

某日下午，一对年轻养眼的夫妇一同走进咨询室。妻子干净利落，33岁；丈夫长相帅气，个子高高的，35岁。夫妻俩表情严肃，见到我点头微笑，表示友好。

妻子Z开始陈述：我们结婚两年多，宝宝刚出生10个月，之前一直感情很好、几乎没有吵过架，现在我们经常吵架生闷气，因为他的父母和我们住的地方离得不远，每天吃饭都是在一起。自从我们有了孩子，我和婆婆之间总是闹别扭，孩子什么时候喂奶，怎么喂，衣服怎么穿，穿多少，把尿，游戏，睡觉……她什么都要干扰，吃饭的时候还要当着大家的面絮叨一遍……就为这，我和他之间也总是争吵不断……（Z讲述了很多细小的事件）。

我：嗯，现在让你最困惑的是不知道怎么和婆婆相处是吗？

Z：我就觉得他们一家人都站在一起，就好像我一个人是外人。他妈很强势又很抠门，有一次我们去饭店吃羊蝎子火锅，加上我公公总共5个人，我看人多就多要了一些，我婆婆就是怕我老公多花钱，就硬生生地把我要的羊排骨给推掉了，最后大家吃得好像很不过瘾。就是这样的小事特别多，我简直是受不了，可是她又是老人，我已经快忍不住了。

我：这样的情绪和事件，你能等事情过后只有你们夫妻俩的时候，和你丈夫直接沟通或者表达吗？

Z一副更加愤怒的样子：表达了，没用啊！他要么避而不谈要么冲我吼两句，要不就说让我忍着。

我：你期待他能说句公道话是吗？

Z：是的，我就期待他说句公道话，态度明朗些。

直到此时丈夫Y一直没有说话。

我看着Y：刚才听到你妻子的一番话，你有什么想法呢？

Y将目光转向我，声音有点低沉：我不是不想和她沟通，因为沟通也没有用，我说服不了她，也不想让我妈生气，所以她和我吵我只好不说话。

我：我可以这样理解吗，你是既不想让妈妈生气，也不想让妻子生气，很矛盾是吗？

Y没有直接回答我的问话，而是开始述说他们之间的事情，说了很多，表情仍是有些严肃和紧张。

我：你期待你的妻子怎么样做呢？

Y还是没有直接回答我的问题，仍说着他们之间的事情。

我：我看到一个现象：我每次问你问题的时候，你好像都在绕着圈子回答。

Y终于停下来，看着我，满脸迷茫，似乎没有明白。

Z忍不住插入，表情有点气愤：他就是这个样子，在家也是这样，有什么话不直接说出来，我就是希望他直接说！然后Z又滔滔不绝地控诉了很多让她愤怒的事情，仿佛要充分论证这个结论。Y仍是保持沉默。

很多时候家庭各种关系的互动，关键在于是否做到有效沟通。在小Z和小Y的家庭中，妻子Z是快言快语，有什么事情都喜欢直接表达，婆婆也是个直肠子，丈夫Y喜欢打岔，不直接面对，也因此让这个快言快语的妻子Z找不到平衡点。

于是我让夫妻俩站起身来，和我一起做几个动作。

超理智　　　　　　　　　　　　　　打岔

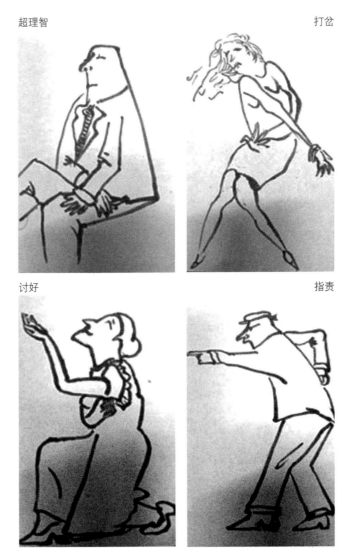

讨好　　　　　　　　　　　　　　　指责

我的目的是让他们自己看到他们在家庭里的应对姿态（指责、超理智、讨好、打岔）。妻子Z发现自己是经常指责和超理智，丈夫Y发现自己最熟悉打岔的行为。然后我让他们互换对方的行为动作（妻子模仿丈夫打岔的行为，丈夫模仿妻子指责和超理智的行为动作）。当他们互换角色去体验对方的感受时，他们沉默了……妻子的眼泪在眼圈里打转，似乎理解了丈夫的茫然和无奈；丈夫也似乎理解了妻子的愤怒。

这就是萨提亚模式家庭治疗运用身体语言的力量，即用最直接、直观的方式，让当事人瞬间领悟用再多的言语都无法说明道透的道理。

接下来我和夫妻俩分别做了单独的交谈，首先和丈夫Y进行了交流，丈夫Y在原生家庭里是老二也是最小，有一个比自己大6岁的姐姐。在他18岁以前的印象中，妈妈爸爸关系不错，妈妈很能干、很坚强、对爸爸很好，爸爸传统、严格、不苟言笑，Y和妈妈及姐姐的关系比较好，但是和爸爸的关系很疏离。小Y说好像从来没和爸爸坐下来聊聊天，看到爸爸有点害怕，两人之间像隔着迷雾。Y说自己从小就胆小、比较内向、很孝顺、总是怕别人不高兴。

小Y天性的气质中内向而忧郁，加上内心对爸爸的恐惧，以及妈妈过多的干预和影响，导致男性的力量没有很好地发展，因此产生了遇事逃避、打岔甚至不敢承担责任的行为模式。

通过催眠和空椅子技术，我让小Y进入到内心深处去看并体验爸爸的感受，在潜意识中和爸爸做一次心灵沟通，并尝试接纳和欣赏爸爸，来感受爸爸用他自己的方式对小Y的爱和关心，让父子俩在潜意识中彼此互动和拥抱。最后让小Y学习自我接纳和欣赏，从而提升自信，勇于面对问题勇于承担责任。

然后，我和妻子Z单独沟通。Z在她的家里是独生女，从小父母就很宠爱她，Z觉得父母之间既有亲密又有争吵，爸爸很开朗、会社交、有想法，但比较固执；妈妈细心、孝顺，但很自我，总是按着自己的想法要求别人。Z对自己的评价是：率直、善良、简单、敏感、有点小心眼、小脾气。

Z在自己原生家庭里，是被宠爱的、任性的、自我的，结婚以后也希望丈夫、婆婆像自己的父母一样宠爱着自己，允许自己的任性。

通过咨询，小Z和小Y都分别意识到各自的不足。小Z意识到自己虽然已经是个孩子妈妈，但内心还是个任性的小女孩；Y也意识到由于自己的不成熟和不敢担当，导致婆媳及家庭关系无法协调。

还有许多婆婆们，因为长期被自己身边的大男人忽视，没有得到应有的爱，满足不了情感需求，便自动转移到小男人即儿子身上，把儿子当成弥补伴侣情感缺失的补偿。这样势必带来一系列的连锁反应，对儿子的情感、婚姻，乃至子孙后代都会产生影响。从上一辈开始，男性在家庭关系中站位缺失，导致母子关系过度甚至畸形紧密，继而导致儿子的婚姻中夫妻关系与婆媳关系错位、尴尬、冲突，而夹在婆媳关系中间的这个男人，在受着夹板气的同时，更是被指为诸多婆媳大战的罪魁祸首。

有人甚至把婆媳大战中男人的责任上升到了这个高度：婆媳大战的根源在于"他"是男孩，不是男人。如果他是山，是阳性的，则婆媳自然会变成山的两边，安然相处；如果他是山窝，是阴性的，则婆媳就变成了他两边的两座山，怎么不打起来？

婆媳大战只是表象，重要的是妻子对丈夫的期待和渴望，丈夫又无法满足甚至是无力给予。

如果夫妻俩能够彼此支持并成熟起来，能够彼此改进和调整各自的心智模式和沟通模式，婆媳关系的问题会自然而然地减轻并弱化。

打岔型

打岔型的人，对外沟通时忽略自我、他人、情境。在言语上的表现为毫无目的、漫无边际、答非所问。总给别人思维在别处和混沌的思维感。不明就里的人看他们，似乎对压力满不在乎，甚至很有创意及幽默感，其实他们心中存有太多的顾虑甚至焦虑，不敢正视自己的痛苦，又苦于无力解决，只好用自欺来逃避。与其说他们活得洒脱，不如说他们活得糊涂。这类人特别敏感于家庭的压力，每遇压力，会刻意表现得轻松和无觉，时常顾左右而言他，但就是不能就事论事，严重忽视"该出手时就出手"的潜规则，结果这种拖泥带水、不针对正题的做法往往延误了解决问题的最佳时机。

情绪点金石

婆媳大战，男人是要负一定责任的。两个女人都要找认同，是该听老妈的还是听老婆的？确实很考验男人的情商。丈夫要竭力做好婆婆与媳妇之间的"防火墙"与"隔离带"，守护自己的幸福。在你看来，当遇到那些你不想直接或是马上面对的问题时，打岔似乎是不错的应对方式，但正是这种打岔，使沟通变得不够顺畅，无论是你的妻子、母亲，当她们需要你的时候，打岔会让她们觉得失去尊重和支撑，感到孤立、困顿，甚至绝望，从而助长了女人的擅作主张、感情用事，甚至酿造悲剧。

而对于不幸陷入大战的婆媳，指望找到救兵不如指望自己。

对于婆媳关系，可以说没有关系就是最好的关系。婆媳双方保持好一个安全的距离，互相保持问候和尊重，最好不要在一个屋檐下。要诀是：你可以不爱你的婆婆or媳妇，但要尊重。和谐的婆媳关系需要媳妇与婆婆有相当的智慧，母亲们，去成长自己吧，去完善自己吧！先学会好好爱自己，你的情绪变好了，心胸开阔了，才会有更多的内在空间和智慧来容许别人做他自己。

愧疚的性混乱

　　一个如此温和的人，如果你骂TA笨，TA觉得自己是真笨，如果你要离弃TA，TA觉得自己真的不够好；TA惯常的情绪反应就是自责和愧疚，严重的甚至会自虐，因为TA在成长的某个关键时刻，心理营养的输送停滞了、枯萎了，TA找不到自己存在的价值和意义。唯有重新回到那个时刻，修改认知的密码，解开负罪的十字架，唤醒沉睡的、深埋的、不曾留意、不敢相认的另一个我，重新整合，才能活出敢说敢做、坚定自信的自己。

心灵游走

　　小艾，26岁，内向，性格温和。这是一个外表文静的女孩，声音里带着一丝青涩，从她外在的柔和里，你无法看出她目前的生活很混乱，尤其是性生活很混乱。

　　她：我也不知道从哪儿开始说起，我的生活很混乱，我不喜欢我自己，我想改变我现在的生活，可是我不知道该怎么做。

我：发生了什么，让你这样困惑？

先是长久的沉默，慢慢地，她开始断断续续地陈述。小艾生长在农村，4岁的时候，家里又多了一个弟弟，乖巧的她从小就学会了帮助妈妈照看弟弟。弟弟7个月的时候，意外地得了一场脑膜炎，从此形成脑瘫。爸爸妈妈为了给弟弟治病四处奔波，小小的她便担负起了照顾弟弟的责任，无论冬寒夏暑，她都会给弟弟擦手洗脸，喂水喂饭。她至今还清晰地记得，妈妈有次不知道从哪儿拿回来两颗糖，递给她一颗，她迫不及待地剥开糖纸，刚要放进嘴里，见弟弟看着她，她马上调转小手，又怕弟弟噎住，自己不停地咽着口水，就那么一直将糖举在弟弟的小嘴边让他一下下舔。当时妈妈带着笑意摸了摸她的头，她自豪地感到自己是个好姐姐，而妈妈也是这么夸她的。可是不幸的事情再一次降临这个原本艰难的家庭，在她8岁那年，弟弟的病情恶化，尽管一家人竭尽全力，最终还是没能挽留住这个幼小的生命。弟弟走了以后，她再也没看到妈妈的笑容。

说到这儿，她开始反复地自言自语：都是我不好，我应该受罚……然后开始抽泣。尽管弟弟的病情恶化是不受人的主观意志控制的，但是幼小的她感到自己犯了疏忽的过错，她恨自己对弟弟的陪伴还不够，一度愧疚、自责，觉得自己是有罪的，是自己没有照顾好弟弟，才让爸爸妈妈伤心。而妈妈沉溺于丧子之痛，对她无暇顾及，这更使得她认定，她不是个好孩子，是她造成了这一切不幸，所以连妈妈都不再爱她，也因此厌恶自己。

正是在这样的自我(小我)认定中，在上高中二年级的时候，一个男生骑着自行车，停在她的身边挑逗她时，她没有拒绝，反而跳上了男生的自行车……她觉得自己是个坏女孩，就应该和坏男生在一起，仿佛只有让自己受到惩罚，压在她内心的那副沉重的十字架才能稍稍减轻分量，让她好受一些。就这样，这个外表温和的女孩开始了她不健康的另类生活。她开始和这些所谓的坏男生在一起，一方面她和这些男生保持着混乱的性关系，觉得自己只属于这样的生活；一方面她又不甘心，感到这样的自己是堕落的，于是不断陷入更深的自责……就这样循环往复，无法自拔。

小艾幼小的心灵深处多么渴望通过照顾好弟弟得到妈妈爸爸的认可和肯定，得到自我价值的体现。

她内在的声音是：看好弟弟是我的责任，弟弟好了我才好，可是弟弟死了，这是我的过失，我是不够好的，我是没有价值的，我是不值得被爱的。于是这个原本温和的小女孩，从此倔强地将自己囚禁在自责的十字架下，再也没有出来过。

现在我要做的是帮助小艾看到现在的自己，一个26岁的成年女性。让她从过去的恐惧、茫然、愧疚小女孩的灵魂中走出来，看到自己愧疚深处的善良、友爱、负责任的优秀品质。

于是我用情绪四步疗法帮助小艾看到这个友爱、善良、真实的自己：

第一步，引领她觉察。

我：闭上你的眼睛……慢慢地、慢慢地靠近，看着六七岁的你，看着那个用稚嫩的胳膊抱着弟弟的你……你看到了什么，发现了什么？

小艾闭着眼睛流着泪，半晌才答道：孤独、无助、自责……

我：好，就请你带着这份自责，静静地和你的自责、愧疚在一起，不要拒绝，也不要离开。

第二步，引导她继续观察。

我：现在看着这个孤独无助的小女孩，看看她的表情，用心观察和体会，在这个小女孩内心深处，这份孤单、自责的背后是什么？

她：我爱弟弟，我不舍得他走……小艾开始失声痛哭。

我引领她探索内心真实的一面，启动并唤醒她深深的自责、愧疚背后是有爱的、善良的、负责任的、认真的，目的是使其看到：原来她一直活在自己设置的十字架下，其实十字架下的她，是那样的可爱并光彩照人。

第三步，将负面情绪转化并提升成正面积极的能量。

我：现在，你要不要欣赏和肯定一下，那个满怀着爱意的、懂事的小女孩？是她贡献出原本属于自己的童年，尽自己所能，陪护着这个小男孩度过了他短暂的一生。他是不幸的，但是因为有你，他又是幸运的。

她点头，已是泣不成声。

我：你看着这个小女孩，她长大了，想想过往的生活是怎样影响着她现在的生活？因为她太自责，她忘了自己一直都是一个懂得去爱、也值得被爱的好女孩。

第四步，重新接纳自己。

当完成了对自己心结的觉察和体悟之后，小艾自主地接受了曾经被自己深深排斥和抗拒的这部分情绪——自责、愧疚、害怕，不再刻意控制，而是转化和提升。

通过情绪四步疗法，使小艾认知到操纵和伤害自己多年的，是埋在内心深处的自责和愧疚。而这份既与生死有关，又与生死无关的自责和愧疚，对于一个心智脆弱的小孩子来说，会让她不知所措，无法摆脱；对于一个心智成熟的女性，却可以放下并勇敢面对。

小艾终于明白：情绪就是生命能量，生命能量没有好与坏。小艾经过个人成长的咨询，开始了全新的生活。

情绪转化四步疗法

情绪转化四步疗法：觉察、观察、转化、接纳。即觉察行为表象；观察（内观）感受的感受；转化负面情绪和非理性观念；接纳自我并提升自我。该法萃取精神分析、行为、认知、人本主义等多家流派中关于观念与行为之间关系部分的治疗精华，以萨提亚冰山理论为主线，带领来访者透过自身的情绪点或者情结点，由海平面外的冰山（行为表象）依次快速推进到海平面下的冰山（感觉、观念、期待、自我），到最终碰触和满足底层，也就是人类最核心、最终极的情感需求、价值提升、自我实现。该法由静慧心灵咨询机构创始人刘虹老师本人实践体悟和摸索提炼，多年来被实践在众多的来访者身上，有效好用，既可以运用于短平快的情绪转化，又可以用于较复杂、长期的创伤成长。关键点是要有对引发自身情绪的问题和事件的高度觉察。

情绪点金石

带有讨好型人格的人一旦发生重大负面事件，如果没有得到外界公正权威的裁判或者关心关怀的开导，通常会大包大揽地将错误过失归咎于自己，并因为这份沉重得喘不过气的愧疚，刻意压抑和扭曲了真实的自己，无情地否定自己，用自己最不认可的方式践踏自己，企图获得心灵上的自我救赎。该案例中的小艾正是在童年期中遇到了关键问题，童年期儿童还没有逻辑分析能力，往往是透过他人的欣赏、肯定、认同来满足自己的心理需求。当她发现内心的渴望没有被满足，于是她开始怀疑，开始恐惧，形成非理性观点：我是不够好的，我是不值得被欣赏的、不值得被爱的。正是这样的价值系统，导致其行为走向偏差和极端。

放下十字架，你绝对不是非黑即白里的那个黑，如果实在放不下，至少对于无法排解的困窘，不迎不拒，学会对自己好一点，放自己一马。

当"爱较劲"遇到"死抬杠"

你不爱抬杠？真的吗？先做个测试吧。

1.切/嗤/哼

2.不见得

3.谁说的

4.哪儿啊

5.你可真逗

6.才不是/才怪

7.瞎说/胡说

8.不/不对/没有，其实

9.可能是因为

10.我觉得………

其中至少有3个你似曾相识，挂在嘴边？好了，别和自己较劲了，承认也不是末日。别看爱较真和死抬杠的人外表那么强悍，其实他们内心都很柔弱，强硬的背后是：跪求认同。你，把住他们的脉了吗？

心灵游走

　　小秦和小高夫妻俩一个80后，一个70后，妻子小秦是某中学教师，丈夫小高在某事业单位，两人大学恋爱两年半，结婚8年，咨询目标是夫妻关系和谐。两人经常争吵，要孩子之前不明显，通常争吵过后男方主动求和，3年前有了孩子之后，三天一小吵，两天一大吵，考虑到对孩子成长的负面影响，双方都认为对方太较劲，性格有缺陷，需要改进。

　　来到咨询室，心直口快的小秦率先表达一周前临时爽约的歉意：老师，抱歉那天没有来成，他那边有点事情耽搁了………

　　小高：嗤，不是你叫我给他姥爷修门锁吗，怎么又是我耽搁了？

　　小秦：不是，那天我爸家门锁突然坏了，门都打不开了，都急成那样了，你这个女婿能不管吗？换成是你你不急吗？

　　小高：你可真逗，我去帮你家忙，耽误了来，又责怪成我的事？我觉得你这人简直………

　　小秦：本来中午就给你打电话了，你为什么不早点过去啊？早过去早修好不就不耽误了呗！

　　小高：才怪，你打电话都几点了？下午两点多了吧？我请个假赶过去，不堵车也得有一个小时吧？我再买点零件………

小秦：瞎说呢，我打电话才几点？

小高：你说几点？

小秦：咱们都别争，看看手机记录不就知道了吗？你看看………1点52分！

小高：停停，我觉得你说话特别不客观，你1点50打电话，我2点挂的，我还要路上赶时间，还要去买零件，你能不能别这么较劲？

小秦：这样有意思吗？刘老师，您看看？他一直就这么霸道，较劲！

两人立刻像寻求家长裁判的孩子，气哼哼地同时看向了我。小秦不失时机地补刀："他就是不指责会死星人。"

我静静地看着他们，仿佛看到两个小伙伴。我说：看到你们争争吵吵，就像两个孩子在过家家，你们表面是吵架，但似乎又在享受着这种状态？

小秦率先表达，脸上带着讥讽的自嘲：享受？是再也不想忍受！您都看到了，我刚才只是想和您道个歉，他就和我较了这么半天的劲，我还能说话吗？！

小高摆了摆手，露出忍无可忍的愤怒：行了，我不和你掰扯……

临了小高还是把吞下去的话吐出来：你那哪儿是道歉啊，你那分明是指责！你道歉就道你自己的歉，扯上我干吗？

我做了个暂停的动作，说：我特别好奇，是什么让你们彼此相爱到结婚的呢？

小秦：我们是大学同学，他比我高一届，是从外地农村考过来的，高考分数比其他人高一大截，大学四年也一直是学习勤奋、成绩特好的那种，年年拿奖学金，我当初也是看他有才（有点不好意思地笑起来）……我们都在系里宣传部当干部，经常有活动要联络，我有干不完的活儿时他就主动帮我的忙，那会儿就觉得他这个人还行。

一旁小高的脸色缓和了许多。

我：你说他爱抬杠，那过去的他和现在的他有什么变化吗？

小秦：其实他大学时候聊天也爱和人家争论个长短输赢，还有点爱呛呛，当时我想人家有才呗，也很正常，觉得他不让人，是他不自卑、有见解、自信、上进的表现。毕业了要结婚那会儿也有人劝我，说凤凰男只是看着励志，但是选择做老公一点不理智，说我是本地姑娘，应该找个门当户对的更合适，我没有往心里去，现在想想，还真是………

小秦无奈地苦笑：果然结了婚后，他把和人家理论和追求完美的劲头都使到我这儿了，你想，天天要面对一个特别把自己当事的，还什么都要和你争个输赢对错的人，谁受得了啊！

小高：你不较真？结婚后，特别是有了孩子吧，你什么不和我较劲？我说哪样你听我的了？给孩子加个衣服减个衣服都要吵，老人很久没见大孙子，高高兴兴地给孩子买块糖吃，你非说坏牙硬不给吃，当着那么多人面吵。我是凤凰男，你难道是公主下嫁？

小秦撇了撇嘴：不听你的就叫较真？自尊心还那么强，动不动就伤自尊了，我不是说老人不对，我是觉得那糖全都是香精和色素，孩子还小，吃了不好……

作为旁观者，我能感觉到他们还是很有感情基础的，只是有着成人大脑、小孩心理的两个大人，在玩一个自己都不知道在干吗的幼稚游戏，已经迷失在爱里，走向对抗和制衡。于是他们陷入了深深的困境中，不知道该如何前行。

我让小高站起来，让他和我面对面举起手臂，掌心相对，第一次，我保持不动，他的身体通过手臂发力，手掌用力向我顶过来，我只是顺应他的力度接住他或者随着他的力度走，就如同打太极；第二次，我让他和我手掌对顶，我发力他也发力，我们俩如同两头困斗中的牛，累到彼此身体倾斜仍然僵持不下。我问他：哪个更累？

小高似乎感悟到什么，沉思。

然后，我又让夫妻两人站起身来，手掌对手掌做对抗的动作，两人都说太累了。

是啊，这就是两个人每天在家玩的游戏。

他们在各说各的，谁都没有理会对方，谁都听不到对方的声音。

如果说事件、话语、行为是冰山的一角，那么冰山下面的是：情绪、想法、期待、渴望。只要我们静下心来，用心聆听和感受话语背后的隐喻，就会惊奇地发现：现象和现象背后真实的意图可能南辕北辙、天差地别。一些伤人、令人无法忍受的话语行为背后，潜藏着的，只是脆弱和对爱的渴求。

举例说，当小秦父亲门锁打不开，她对小高抱怨：你为什么不能早点去？早点去不就早点结束，还说：你就不急吗？她想说的其实是：我期待你能把我的爸爸当作你自己的爸爸，急他所急，你应该像个儿子那样，能迅速地反应和行动。而小高想说的只是：我已经尽力了，我放下手头工作去帮助你爸爸解决问题，我期待的是理解，渴望听到的是谢谢，而不是抱怨。

如果我们剥掉指责的外衣，去感受对方话语背后真实的想法，最终极的含义就会水落石出。小秦：你就是不够爱我，如果爱我就不应该和我抬杠，就应该认同我说的是对的。小高：你也不够爱我，如果爱我就不会和我较劲，就应

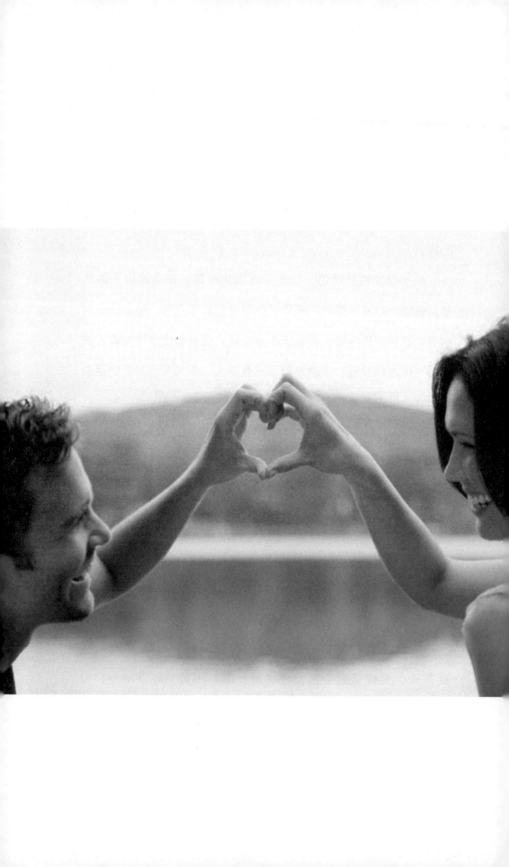

该听我的。

爱，是生命的源头，在我的咨客中，特别是夫妻关系中，大多数人，其实根本就不知道什么是爱。他们不是不爱，他们是不懂爱，是不会爱。

夫妻关系要做就是四个字，彼此顾念。

彼此顾念对方的心理需求：安全、爱、欣赏、认同、接纳、尊重、自由、价值感。

此案例咨询我们持续了一年，每次咨询我让两人把近期矛盾和争吵再现和演示，我把自己当作一面镜子，把我看到和感受到的一切如实反馈给他们，然后让他们学会看到彼此的冰山，发现彼此冰山下的心理需求，学会包容和满足对方，并把正确的沟通方式演示给他们看。此外，我要求他们"每天给对方一句肯定"，每周把自己最苦恼的事情一致性表达给对方。渐渐地，两个不承认自己较劲的人，终于觉悟"不承认就是一种较劲"。

放下防御，赞赏和肯定对方，不断使用爱的五种语言（肯定的语言、身体的接触、有效的时间、优质的服务、精心的礼物）。通过主动付出满足彼此的需要，巩固彼此的感情，拉近彼此的心理距离，重新回望当初那段琴瑟和鸣、和谐相伴的时光，找回曾经的被肯定，而不是被否定的感觉，进行感情上的重新链接，找回大学初恋的感觉，学会正确的沟通和相处之道。

爱是需要学习的。

指责型应对姿态

指责是萨提亚模式家庭沟通应对姿态的四种模式中最常见也最好理解的一种，其含义由字面可得知。指责型的人容易把所有过错都怪罪到另一方头上，丝毫不接受对方给出的理由。他们往往从小就学会强硬，婴儿时用大哭，长大后用大声指责，让别人害怕，成为他们保护自己的方式。"都是你的错！""要不是你，我本来会过得更好。"这种爆发性的态度阻隔了我们和别人建立关系，在身体上容易产生肌肉紧张、背部生病、循环系统障碍、高血压、便秘、气喘；在心理上容易产生妄想、疑心。不论是较劲还是抬杠，反应模式都只是关注自己。尝试放下自己对外指责的手指，平息呼吸，用好奇和关心看看和你沟通的人有什么样的观点、感受和期望。指责型人最重要的功课是要学习关注他人的感受。

⛵ 情绪点金石

在科学领域我们坚持对真善美的执着，有可能取得非凡成就，但是，如果在生活中锱铢必较，结果可能只能收获悲剧。无论是爱较真还是死抬杠，在人际关系中，都是不容易招人喜欢的。放置在亲密关系中，就是亲近的杀手和天敌。可惜的是，很多人把认真的力量用错方向和场合。其实什么时候该认真，什么时候不用这么较真，也许不一定泾渭分明，但是有一个基本的判断标准，那就是：不涉及原则和底线的，就不要较真了。有人问，那什么是原则和底线？看，又较真了吧？好吧，该用爱的地方，不要较真。

我要比你更优秀

第二季《中国好声音》的现场，一位学员一开嗓就引起了导师们的高度关注，他是杨坤的亲弟弟杨宇，但最后他却因为声线和哥哥太像而被淘汰。杨宇是优秀的，可惜观众不需要第二个杨坤，同样热爱音乐的杨宇，似乎只能离自己的音乐梦想越来越远。与此同时，另一档收视率飙红的综艺节目《我不是明星》闯入公众视野，他们吹拉弹唱、唱念做打，比之真正的明星毫不逊色。大家惊奇地发现，原来那些家喻户晓的明星家里，还雪藏着那么多的潜在明星：他们是明星的儿子女儿、兄弟姐妹，借助这个平台，他们终于可以离开明星亲人的强悍光影，为自己坚定而耀眼地绽放一次。

每个生命，都有怒放的本能。哪怕是最谦和的生命，也许内心深处一直压抑着呐喊"我要比你更优秀"，有谁知道，这句肺腑呐喊的背后，埋藏着多少不甘、无奈、辛酸、挣扎甚至绝望，因为这个你，不是别人，是我至亲至爱的家人，特别是对我寄予厚望的父

母长兄。如果那个你恰好还是那个领域的精英阶层，而我又想顺承

这份期待，那么，悲剧就来了。

心灵游走

小D，男，20岁，大学一年级，文文静静，面带笑容，一副漫不经心、无所谓的样子。他由妈妈陪同着来咨询，之前曾去过医院神经内科，被医生确诊为强迫性思维，正在用药，医生建议辅助心理治疗。

小D：每天心里都很纠结，老是回忆过去，怕自己做的事伤害别人，很多事情在别人眼里不算什么，但我会想得很深，反复地想，想到头痛也停不下来，哪怕什么都没有发生，自己也总会想些奇怪的东西，或者满脑子像跑火车一样塞满各种莫名其妙、杂乱无章的片断，没有办法正常听课和思考。整个人像在黑洞里，没有一丝光明，充满了恐惧。希望通过心理咨询让自己改变这种混乱失控的状态，能够正常上学。

交谈中我感觉到，小D内心充满压抑、烦躁、焦虑、无奈、恐惧等，但都被他表面的笑容掩饰起来。小D爸爸是社会成功人士，为人正直，开朗，脾气很不好，望子成龙，对儿子的期待特别高；妈妈没有主见，在生活中都是顺着儿子，唯独学习方面对

孩子的要求也特别高，脾气也不好，小D和妈妈在一起常常感觉很别扭。

　　小D：小学时，我的学习成绩很好，那时候爸爸妈妈都说我有出息，我自己也觉得我会很有希望。可是后来，到了初中以后，我的想法越来越多，整天胡思乱想的，不该想的事情也想，而且是反复地想，学习成绩开始下降，有时候别人对我随口说一句话，我就会在脑子里不停回想，刚才他说的是什么，他这样说是为什么？上课的时候我会想老师是怎么说出这么多话的，他脑子里是先出现文字，然后再说出来吗？我知道这些想法很无聊，没有意义，我也不想这么想，每次都在心里都一遍又一遍地告诉自己不要想了，可是越不想想就越想，像是有人给我上了发条，或者是给我施了魔咒，所以，我上课就基本上没听过课。

　　小D无奈地叹口气：差不多6年了，我觉得好累，经常感觉很无奈、烦躁、矛盾，我不想去上学，有时候想得实在是痛不欲生。我还想过死，可又觉得对不起妈妈爸爸。

　　通过妈妈和小D对以往的状态描述可以看到，生活中的小D做事追求完美，对自己的要求也很高，可是现实中的自己总是达不到自己理想中的样子，理想自己和现实自己的冲突，让他无法停止内心的焦躁。

作为一个20岁的青年，原本心中应该充满着对未来的热爱和渴望，可是由于现实中自己看不到希望，为了顺应大众对这个年龄阶段身份的解读和标准的认可，掩饰自己的不同，同时也是安慰为他担心和焦虑的父母，抵挡内心的焦虑、恐惧，他选择了用没有内容的笑容作为防御机制进行自我保护。

小D有着成功的爸爸，有着爱他的妈妈，是什么造成了小D的痛苦？我带着好奇，了解了小D的原生家庭：妈妈和爸爸的关系一般，有些疏离；小D和爸爸的关系也有些疏离，和妈妈的关系有时候很亲密，有时候很冲突。

爸爸从小对小D的期待就很高，期待小D学业有成，比自己更优秀。小学时候由于小D成绩好，父子关系还可以，但小D进入初中后，父亲的标准提高了，几乎没有再表扬过小D，这给小D造成了很大的压力。小D更是期待自己能达到父亲的标准，甚至暗下决心要超越父亲。为此小D非常努力用功，但是小D发现越是努力越是没用，不仅成绩提高不上去，反而越来越糟。父亲失望的眼神，就像刀子一样刻在小D的内心。

说到这儿，一直面带微笑的小D落泪了：我就是希望爸爸能赞赏我，能认同我。

一个人的价值观主要来自于父亲。一个孩子的成长，尤其在0到7岁，是心理营养关键期，孩子到了青春期，**更是需要爸爸的认同和肯定**，而这个时候，小D的爸爸除了对孩子有更高的要求就是更高的要求，在各种不切实际的标准和要求中，小D迷失了自己。其实他内心深处一直压抑着希望爸爸认同自己的期待，而爸爸对孩子的过高期待，使得小D有压力、有恐惧、有茫然，他不知道要怎样应对严厉的爸爸。在这样的家庭中，他们没有学会沟通，同时又折射出，父母亲的关系也存在问题，他们的关系看似"很好"，但是实际上缺少良好的沟通，遇到问题时，父母双方没有一致性的观点，而是一味地要求和指责。

父母的期待和指责看似寻常，但对于有着忧郁型气质类型的小D，就变成了无法消化的灾难。他天生敏感多疑、多愁善感、自卑刻板，做事深思熟虑。以完成任务为导向，面对这样的孩子，作为父母亲原本需要更好地接纳，给予更多的认同和欣赏，可是，小D的父母亲做了相反的事情，给了他太多的要求和压力。当小D做不到时，他开始自责、害怕、焦虑等，转化成行为层面就是逃避，要用症状来保护自己，时间久了便内化了自己的强迫性重复的生存模式。

我和小D约定了三个阶段的成长咨询。对于小D要成长和学习的就是：活出20岁的自己，放下七八岁小男孩的恐惧心；接受和面对自己的恐惧和焦虑，而不是逃避；学习欣赏和鼓励自己，学习自我认同；学习为自己承担责任。辅助行为层面的练习：每天傍晚跑步或者跳绳30分钟；每天练习呼吸放松10~20分钟；每天清晨进行10分钟自我催眠暗示："我所有的担心和恐惧都是我过往的生活，现在我决定放弃！在我生命中只有积极、健康、友善！"

就这样，小D坚持每周如约而来，坚持着自我激励。在小D的博客中有这样一段话：一天，我从刘老师那里回家的路上，突然感觉一股暖流涌遍全身，整个人从头到脚一下子松弛下来，感觉长时间扣在头上的东西一下子没了，眼睛也明亮了，思维也清晰了，好像天空飘着的云朵是那样的柔软，整个人完全融入了一种平和、宁静与安详的状态，有一种重生的感觉。

强迫性思维

强迫性思维：又称强迫观念，是指患者脑海中反复多次出现某一观念或想法，并完全能够意识到这一思想是不必要的，或者是荒谬的，力图把这些想法从脑海中驱赶出去，却不能自

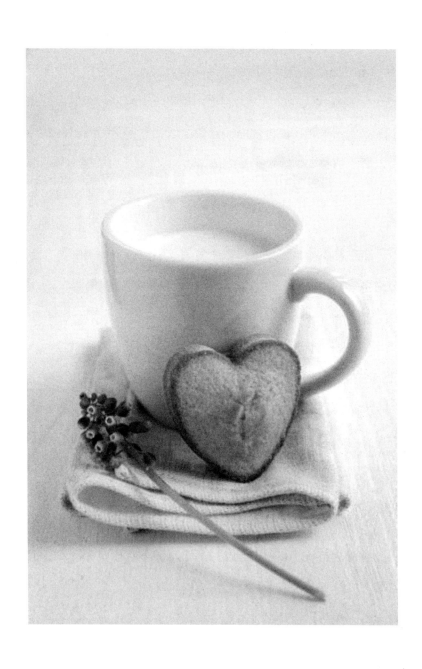

由地加以干涉或控制，因而伴有主观的被强迫感觉和痛苦感。如果病人习惯过于严格地要求自己，禁忌意识特别强烈，那么这种冲突反而会更容易出现。其特点往往是越是注意什么或担心什么，就越会出现什么。如过于拘谨的人常被自己胆大妄为的思维所折磨烦躁，虔诚的教徒则为渎神的思维而苦恼焦虑。

情绪点金石

中国孩子要出人头地的压力可能比其他任何国家的孩子都要大，因为子女的成功能显出父母教导有方。父母的期待是异乎寻常却又如此寻常的高，成为子女难以承受之重。如果子女让父母失望，他们就会认为一切都是孩子的错。亲子间爆发各种冷热冲突，父母可能会冷言冷语或者恶毒攻击，有些父母甚至故意长期冷淡子女，这是父母在用感情控制子女，其根本原因是父母无法控制自己，转而控制周围的人，让自己感觉良好。而可怜的孩子天生有满足和讨好父母的本能，当他们达不到父母的期望，就会产生种种不良后果，例如，自信心受到打击，陷入自卑、焦虑、强迫，甚至想到轻生，尤其是对于那些过分追求完美，对他人反应敏感，责任心过强或者理想主义的孩子，小D就是这类"强迫"的代表。

当强迫思维出现时，建议马上寻求心理就医。借助他人之力，帮助你并监督你自我救赎。如果只给你讲道理：强迫思维要实行"不怕、不理、不克制"的三不政策，不要和它硬顶，要允许和任凭它出现与存在，坚持做该做的事，你能做到吗？

爱自己是一段翻山越岭的旅途
为心灵寻一个温暖的去处

为什么会写这本书

　　静慧心灵在北京成立10年来，带着赤诚和热爱，完全凭借自己的实力和口碑在复杂、激烈甚至残酷的社会生态中坚持、发展、壮大。这个行业仍然被大多数普通人所生疏、隔离，甚至误解、曲解和偏见着，它的发展前途光明，而现实生存维艰，真正关注和走进咨询室的人群还是寥廖的。我们决定代表自己，为这个行业说点什么，做点什么，为来时路，也为无数在这个行业敬业奉献的同行们，提高这个行业的公知度、影响力，让我们能更好地为大众服务。我们的定位不是给大家眼里"不正常的"人写的，相反，我们是写给所有自己和他人眼中"正常"人的。每个人心中都会有黑洞，有情结，有难言之隐，有说不出的痛，有一按就爆的情绪按钮。每个来访者，都是生活在我们身边的普通人，也许就是你的邻居、你的同事、朋友、同学，也许就是你。

这本书看了能有什么用

悟道是要时间和过程的。心理成长不能拔苗助长。那些具体的方法及技能只是帮助我们修渡、领悟的工具，而非最本质的东西，重点是觉察、领悟，向着正确的方向成长、前进。我们最常见到的就是来访者带着焦虑的神情逼问：告诉我该怎么做？恨不得心理咨询师能开一剂药，吃完当场就让他们不烦不恼不纠结了。其实不管什么流派什么做法，咨询都是秉着助人自助的原则，因为心理的永动机在每个人自己心里，解铃还需系铃人，我们只是帮助润滑，寻找方向，开启的人必须是自己，而且答案就在每个人的心里。

怎么看待心理咨询效果

中国人最惯于也最擅长追问结局呢，效果呢？需要说明的是，因为篇幅有限，很多案例只能呈现一个压缩了的框架或者某个横截面，截取其中重要的点进行重点的表达，现实比呈现的永远复杂和曲折，一个长达几年的案例我们在一个两千字的空间里呈现难免挂一漏万。考虑到读者多数是没有接触过心理咨询的普通人，我们侧重在故事性、可读性上着墨，技术严谨上难免有缺失。也望同行斧正，最后的疗愈也并非是必然的。这里的疗愈，恐怕也并非是王子公主从此在一起过上幸福的生活那样皆大欢喜，也许纠结该不该结婚的最后依旧没有结婚，只是她清楚地知道为什么，平静地选择了不结婚。平静不是一件容易的事，平静意味着通达、理解、接纳、包容，甚至慈悲。平静是通往幸福的必经阶段。

爱自己的情绪四步法

本书多次提到情绪四步法，这是静慧心灵这么多年自我沉淀的精华，也是贯穿在大量治疗中的常用技术手段，它富含营养、暗潜能量又简单易行，只要找一个僻静的角落，就可以安静地进行。

第一步：觉察。觉察是改变的开始。觉察就是发现身体的情绪感受，和自己的身体对话沟通：身体你怎么不舒服，哪儿不舒服，怎么了？觉察的前提是要学习婴儿般的感受。

第二步：观察。观察（内观）内心深处的变化，闭目静心；观呼吸（观察呼吸20分钟以上），放空大脑；把自己的内心当作观察对象，感知内心的情绪、感受。内观这份紧张、害怕的情绪是怎么发生的，是什么事情导致的？是近期事件，还是过往的生活事件？内心真实的想法（观点）是什么，是期待，还是渴望？

闭上眼睛，通常我们内心会有自己认为的答案，但是如果总是百思不得其解，我们更建议寻找专业的咨询帮助。

第三步：转化。找到原因后，转化这份情绪背后的力量，举例说害怕或者焦虑也有正面意义。它们可以让我们学会保护自己，让我们更加谨慎，让我们更加有力量，让我们学会欣赏和接受，而不是对抗和控制。

第四步：接纳。最后全然地接纳、拥抱所有的情绪感受，谢谢并拥抱所有内心的情绪感受，对自己反复表达：谢谢你！我爱你！

一个道理，从知道到懂得到变成自己的，要花费漫长的思考、体验，经历时间、情绪的综合积累、沉淀、发酵。如果说这是个良方，每味药怎么用、火候如何把握、要多长时间才能见效？这要根据个体自己的悟性和意愿，如果加上咨询师的指导，效果一定是不同的。

如何才叫爱自己

爱自己不是给自己买几件漂亮衣服、喂自己一顿美食那么简单，而是关注自己内心的需要，并用正确的方式给予满足。

如何爱自己？下面向大家介绍一些方法：

方法一　冥想

每天拿出几分钟让自己坐着安静地冥想。如果你以前没有做过冥想，一开始5到10分钟就可以。

方案1　安静地坐着，关注你的呼吸，将所有注意力放在鼻孔两侧。

吸气，我看到你了；呼气，谢谢你！吸气，我接受你；呼气，谢谢你！吸气，谢谢你；呼气，我爱你！

方案2　安静地坐着，关注你的呼吸，将所有的注意力放在鼻孔两侧。从头开始逐一到脚趾头，对身体的每个器官送去欣赏与爱。

对你的大脑说：谢谢你帮助我思考，帮助我分析判断，无论是好的念头还是坏的念头，谢谢你，我爱你；对你的眼睛说：谢谢你帮助我所观所看，谢谢你，我爱你；对你的嘴巴说：谢谢你帮助我咀嚼，帮助我表达，好听的不好听的，大声的小声的，谢谢你，我爱你；对你的脖子、肩膀说：谢谢你们帮助承担所有的压力，帮助我肩负所有的责任，谢谢你们，我爱你们；对你的双臂双手、腹部、心脏、肺部、胃部、大肠小肠、腰部、臀部、大腿、小腿、脚踝、脚掌、脚趾……送去欣赏与爱。

通过呼吸传送爱、传送能量给它们，慢慢使自己安静下来，然后抱抱自己，拍拍自己，给自己爱。

这些练习很简单，没有时间环境的限制，在观察呼吸的过程中，会发现头脑里反复出现各种念头、想法，注意力无法持续，总是一不留神就会跑掉，一会儿跑到一个念头上，一会儿又跑到另一个念头上，这就是我们头脑的习惯模式。只要你带着觉知，不陷入主观的联想、思考和判断，知道它们只是出现而已，不去理睬它们，坚持专注于当下。只要坚持3到6个月，你会发现你的内在和外在发生改变，最重要的是你可以保持觉知，使自己安住于当下。

方法二　每日宣言

方案1　每天写一段正面积极的信念宣言，大声朗读给自己，或者唱诵给自己，让大脑不断重复这些宣言。例：

"每天的工作我都做得很愉快！"

"工作需要一件一件去做。"

"我总是微笑、稳重、大方。"

方案2 闭目拥抱自己，开启心门告诉自己："我爱我自己，我爱我自己本来的样子，接受我自己的一切，包括完美的不完美的，我是我自己，我尊重我自己，谢谢你，我爱你！我支持我自己，我是值得被爱的，谢谢你，我爱你！我的世界一切都会好！"

方法三 运动

每天坚持运动30分钟，跳绳、慢跑或快步走等有氧运动都可以。对于抑郁症或者抑郁情绪者，每天必须坚持快步走30分钟（抑郁症患者要在每天傍晚时候运动）。

为心灵寻一个温暖的去处

这本书有大量原生态的治疗痕迹，是为了给读者还原一个真实的治疗和咨询面貌，为了保证来访者的隐私，我们对所有必要的信息进行了加工和处理。我们坚持用对话，也是一场自我的暴露和亮相，我们是不设防的，我们所有的目标，就是给来访者提供一个温暖的去处。每一个人，都有心灵感冒发烧的时候，需要有一个温暖的去处。我们的试读者有人提出，《微笑是掩饰》的那个小伙子，我怎么看不出来他有什么毛病？迷茫算是困惑吗？这个有什么好咨询的呢？其实问题恰恰在于，爱和恐惧是人生之为人的两个原动力，当一个人内心缺乏爱和恐惧时，他的人生就没有动力了，他陷入了为什么活着和怎样活着的困境，就好比一辆车开不动了，不是没有路了，而是没有油了。这个问题其实相当的严重，可是大多数人就这么一辈子浑浑噩噩、糊里糊涂地过去了，无所谓好与坏。如果你不想这样活着，那就来静慧心灵吧，这里很温暖，常回家坐坐。